寫給大忙人看的116+1個養生妙招

再忙，健康不可盲

林文泉 博士——著

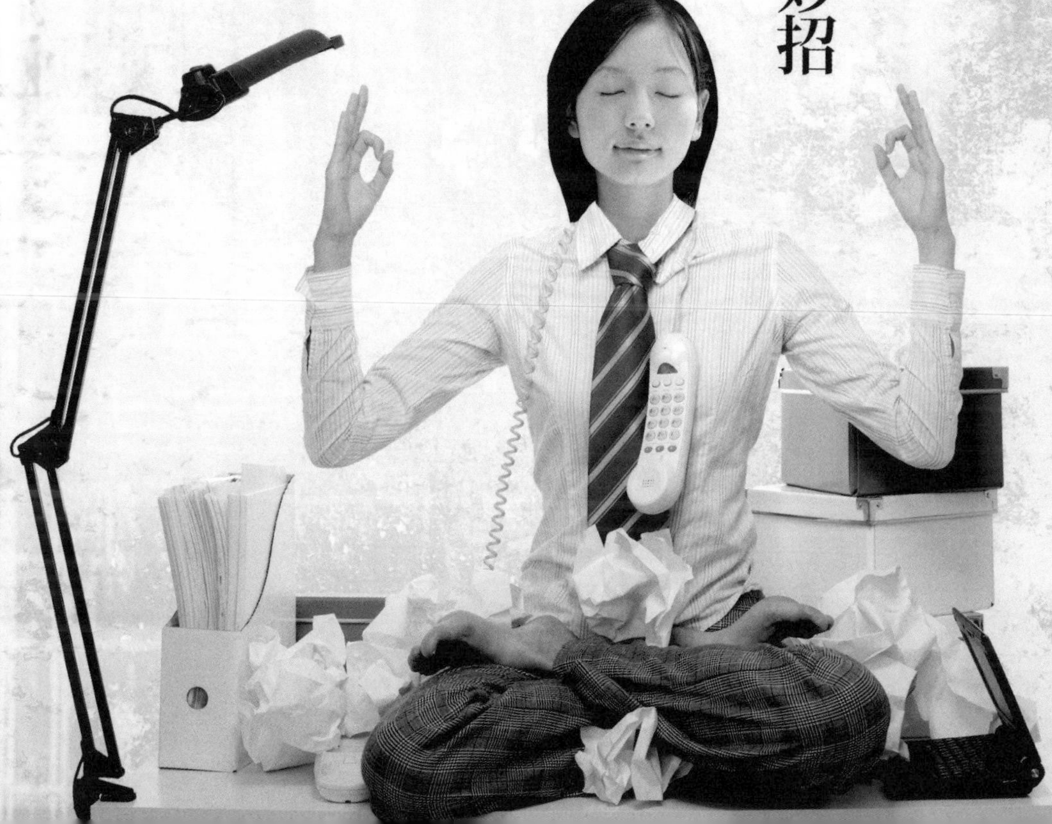

【前言】生活可以忙，健康不可以「盲」

許多的電話在響，
許多的事要備忘，
我來來往往，我匆匆忙忙，
從一個方向到另一個方向。
忙忙忙，
忙得分不清歡喜還是憂傷，
忙得沒有時間痛哭整一場。
……

李宗盛的《忙與盲》描繪出了大多數現代人的生活，我們忙著學習，忙著工作，忙著賺錢，忙著奮鬥，忙著談戀愛，忙著失戀，忙著生兒育女……卻單單誤了健康。

當前，白領精英、企業大老等人群，成了「過勞死」的高危險人群，這些人承擔著較重的工作壓力，三餐不規律、缺乏運動，同時又是腦力勞動者，而猝死的事故多發生在連續加班後。對於這樣的現象，只能說這些所謂的高智商人群，他們的健康智商實在太低了。

做為大忙人的你，再忙健康不可盲。

回想一下，你有多少次想要去健身卻因為沒時間而放棄，有多少次拖著疲勞的身體在午夜的辦公室裡加班，還有多少次想要好好去檢查一下身體，卻還是被臨時的會議給拖住了腳步……

「飯局、酒局、人情局……應酬不完的客戶，喝不完的酒。」

「你知道凌晨一點的城市是什麼樣子嗎？我熟悉的不得了！」

「職場就是女人當男人用，男人當畜生用，可是什麼時候女人才能像男人一樣了無牽掛呢？」

生活中的大忙人，就是這樣每天來去匆匆，完全沒時間去管理健康，卻不曾想過，所有忙得藉口其實正是變相的慢性自殺！是我們把自己的身體當作了垃圾桶、當作了超負荷運轉的機器，我們甚至還給疾病創造了滋生的「舒適」環境，而且還不斷給疾病輸送「營養」。

「忙忙忙，忙到白了頭。」大忙人每天疲於奔命、心力交瘁，他們在「金錢」與「健康」的交換中，損失掉的是什麼？究竟應該選擇什麼樣的方式來對抗忙碌的工作和生活？有哪些危險的生活方式值得警惕？能不能在「忙」與「健康」中找到一個平衡點？

……

現在，這一切都不是問題了！

這本書所教你的，正是如何在忙碌的生活裡毫不費力地獲得健康的方法。它不會花費你太多時間，每天可能只要幾分鐘就可以，也不會花費你太多的精力，隨時隨地就可以做到。

還等什麼，一起來吧！

【自序】做健康的大忙人

很多年前，我也和你一樣，以為自己還年輕，可以肆意透支青春和體力，於是，熬夜、加班、到處飛來飛去、狂喝咖啡、不好好吃飯……甚至把自己每天只睡了四個小時當作聊天話題而洋洋得意。

至於健康，至於養生，哼，那不是老年人才會考慮的事嗎？

後來，我終於嚐到了自己種下的惡果，莫名其妙地發燒，持續疲勞，三天兩頭感冒……一開始還不以為然，直到健康的問題終於影響到了工作之後，才不得不去醫院檢查。

檢查的結果可想而知，當面對那一大堆顯示著健康告急的檢查單時，才真正意識到自己已經過了可以透支健康的年紀。

我只好訂下了詳細的健身計畫，買了很多補品、維生素、營養素，下定決心要好好保養身體。可是一句「沒時間」就打敗了所有的計畫，沒多久，一切又恢復了原狀，不同的是，心裡對自己的身體多了一絲愧疚。

人人都知道身體健康最重要，可是人人也都明白「人在江湖，身不由己」。

為了不影響工作，我開始尋找各種對健康有利的小竅門，想方設法地在各式各樣的場所裡養生，車上、飛機上、會議室，甚至洗手間裡，直到這個時候我才發現原來所謂的「沒時間」不過是個藉口，就像變心的男友總是會說自己沒時間陪妳吃飯一樣，並非「沒時間」，只是「不重視」。

健康的重要性誰都知道，不用我再洋洋灑灑地寫上幾千幾萬字來說服你，需要的，是你真正意識到自己該如何與自己的身體相處，沒錯，你要像對待初戀情人一樣重視自己的身體。回憶一下你第一次墜入愛河時的情景吧！即使學業再忙，工作壓力再大，白天再累，你也能找出時間來發簡訊、打電話、吃飯和逛街。

現在，就用這樣的態度重新和健康談一次戀愛，好好寵一寵這個曾經帶給你快樂、精力和能量的身體，不要再用「沒時間、沒精力、沒機會」這樣的鬼話來欺騙它。不要再把養生、健身當成壓力，這只是一個你與自己的身體相處的方式，一個可以讓你更快樂、更健康的方式。

現在的我一樣很忙，甚至比以前還要忙，可是你相信嗎？在學會了如何和自己的身體相處之後，即使再忙，也不缺快樂。

所以，沒時間不是藉口，沒精力沒有關係，沒條件也可以創造條件，只要你願意，就可以跟我一起隨時隨地為自己的健康銀行存上一筆存款。

相信我，這絕對會成為你最超值的投資！

目錄

chapter 1 「晨型人」的活力UP術

早起是順應天時的養生抗病法，可以全方位地喚醒身心，更有助於活躍大腦，提高工作效率。為了健康，就讓我們迎著太陽，讓身體和心靈一同起床吧！

告別鬧鐘，塑造自然醒 012
別急著起床，先做一做「賴床操」 015
三個小動作：和武當派學養生 018
輕輕鬆鬆醒「目」法 021
學一學呼吸「六字訣」 023
如果想要活力你就拍拍手 026
梳對頭洗對臉，健康順手得 028
美容穴位隨手按 031
跟著古醫書學穿衣搭配 034
魔鏡魔鏡告訴我，我的健康怎麼了 037
快手早餐的中西口味 040
吃水果也要看時辰（清晨篇） 045
重視晨起「水」健康 048
早上吃薑，勝過吃參湯 050
動動手，告別便便問題 052
另類的洗手間補腎法 056
敲敲打打治胃病 059
彈、彈、彈，彈走頭痛 061
早晨漱漱口，牙痛輕鬆除 064
「感冒族」的晨起三部曲 067

chapter 2 沒時間？在路上養生吧！

你一生將有多少時間在路上？如果把這些時間全部加起來，將會是多麼龐大的一個數字。所以，不要再說自己沒時間，把在路上的時間全部利用起來，健身、減肥、治病、美容，Come On，行動起來吧！

走路姿勢裡的養生祕訣 072
趕走亞健康的花樣走法 074
在樓梯間裡搞定心臟問題 077
月臺上的私密「肛」療 080
轉轉眼睛就能緩解眼病 083
「東張西望」護頸椎 085
腳跟踮一踮，好「腎」跑不了 088
公車族的「三二五」保健法 090
在公車上練「站樁」 092
擠車擠走頸肩病 094

用好你的「單車」醫師 097
從頭到腳：開車族的健康建議 100
改善車內微環境 103
開車必備：一分鐘「紅燈操」 106
見縫插針的「塞車瑜伽」 108
點點穴，趕走駕駛疲勞 111
汽車裡的食物紅、黑榜 113
「路怒族」的息怒法 116

chapter 3 辦公室保健：整理你的零碎時間

時間就像是海綿裡的水一樣，只要願意擠，總還是有的！
整理一下你工作之餘的「零碎時間」來養生，一樣能獲得滿滿的健康。

開工之前熱熱身 122
「坐」出來的健康 125
逃離輻射大作戰 128
隨地取材做運動 131
座位上的「隱形」養生術 134
上班美麗兩不誤的OL塑身操 136
最健康的飲水時間表 139
把工作餐吃成營養餐 142
怎麼吃和吃什麼一樣重要 144
零食零食我愛你 147
上班族活力飲：Coffee or Tea？ 149
下午茶幫你挽救下降體能 154
把營養素換成水果 156
四兩撥千斤的減壓法 158
打造你的私人活氧空間 160
眼疾不怕，用「手」來治 163
頸椎告急，輕鬆搶救 166
辦公室護腰備忘錄 169
正午打個養「心」盹 172
動手動腳來養胃 174
讓「情緒病」無處可逃 179
破解「上班症候群」的魔咒 183

chapter 4 微養生：下班後的健康接力站

你一生將有多少時間在路上？如果把這些時間全部加起來，將會是多麼龐大的一個數字。
所以，不要再說自己沒時間，把在路上的時間全部利用起來，健身、減肥、治病、美容，Come On，行動起來吧！

下班了，在辦公室先「變變身」 188
晚餐中的食物黑名單 190
飲食男女的性別攻略 192
重視餐桌上的色彩學 195
和食物一起過「節」 198
吃點助消化的餐後食物 201
饞嘴族的健康宵夜 204
吃水果也要看時辰（晚間篇） 206
餐桌上的《本草綱目》 209
把家變成私人健身房 212
五分鐘元氣按摩（OL篇） 216
五分鐘元氣按摩（紳士篇） 219
跟釋迦牟尼一起靜坐 221
學會利用你的牆 224
抓住護「心」的良辰 227
「跪」出來的腰腿健康 230
身體病，足下治 232
讓音樂做你的情緒理療師 234
花花草草來治病 237
一招三式對付常見病 241

chapter 5 睡眠ing，健康不打烊

有人曾如是問得道禪師：「師父修道亦用功否？」
禪師答曰：「用功。」
問曰：「如何用功？」
禪師答曰：「饑來吃飯，困來即眠。」
簡簡單單兩句話，道出了修禪的真諦——吃飯睡覺皆修行，平平淡淡才是真。
在追求健康的路上也是如此，不必追求各式各樣的花樣養生方式，只需要做好最簡單的吃飯、睡覺，就可以收穫健康。

開啟你的睡眠倒計時 246
睡不著，喝點安眠飲品 249
吃水果也要看時辰（睡前篇） 252
懶人的「臥」健身 255
給臥室看看「風水」 258
夢的解析：找到你的健康隱患 261
趕走失眠全攻略 264
「打呼族」的自我療養 267
解開「磨牙」的結 270
流口水，養養脾 272
不再夜醒，一覺睡到大天亮 275
睡前揉揉腹，腸胃保安康 278

用深度睡眠給身體排排毒 280
「睡」走疾病，枕頭來幫忙 282
改善「女人病」：和夢露學裸睡 285
換個睡姿來治病 288
打造完美睡美人 291

chapter 6 SOS！解救特殊狀況

「飯局、酒局、人情局……應酬不完的客戶，喝不完的酒。」
「你知道凌晨一點的城市是什麼樣子嗎？我熟悉的不得了！」
「職場就是女人當男人用，男人當畜生用，可什麼時候女人才能像男人一樣了無牽掛呢？」

——生活在別處的出差族
備好出差「百寶箱」 296
「時差黨」的養生經 299
輕鬆克服「水土不服」 302
把手邊物變成健身物 305
「空中飛人」的營養指南 308
——應酬，愁！
酒桌上的點菜學問 330
真正有用的醒酒湯 333
小偏方幫你清除宿醉 336
應酬族必學的清肝法 338
應酬族的健康保「胃」戰 341
——加班：每個月總有那麼幾天
加班族的食物「加油站」 312
湯湯水水助你一臂之力 316
拯救熬夜後的「面子」問題 320
隨時隨地精力補充法 323
「夜貓族」的排毒總動員 326
——生理期的建議
善用妳的「生理內視鏡」 344
快速緩解生理痛 348
用美食拯救生理期 351
生理期也能有好心情 355
〈特別加送「萬能妙招」〉
超星級養生功——冥想 358

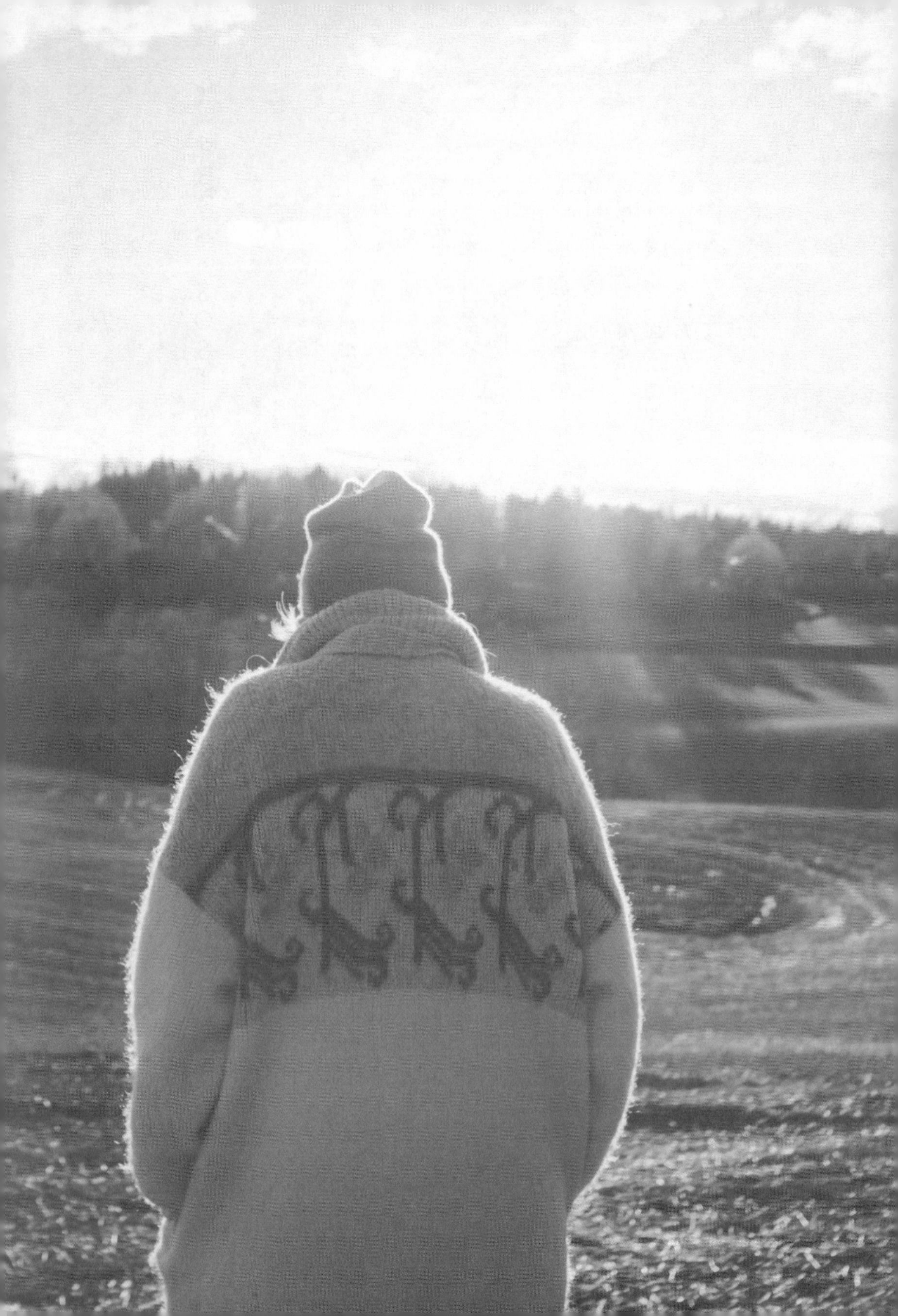

chapter 1

「晨型人」的活力UP術

如果你總是在夜裡忙得昏天暗地，一到早晨就變成了賴床族，
直到最後一刻才戀戀不捨地爬出被窩，說明你已經OUT了！
現在，越來越多的人為了自己的健康
選擇做一個活力的「晨型人」。

早起是順應天時的養生抗病法，可以全方位地喚醒身心，
更有助於活躍大腦，提高工作效率。

為了健康，就讓我們迎著太陽，讓身體和心靈一同起床吧！

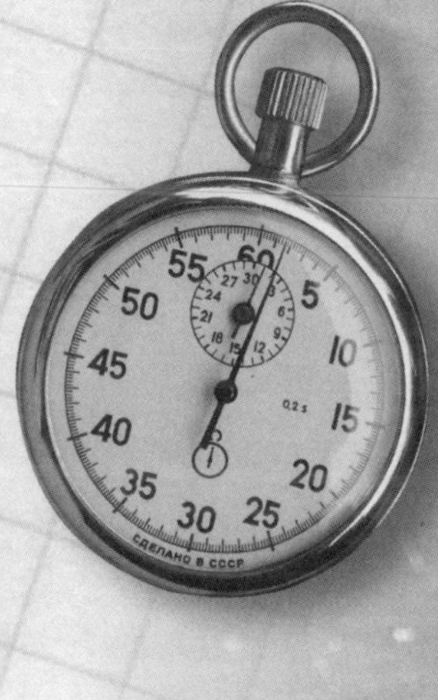

告別鬧鐘，塑造自然醒

你最討厭的音樂有哪些？相信鬧鈴的聲音一定在這個排行榜上名列前茅吧？正沉浸在甜甜的美夢時一陣急促的音樂煞風景地響起，你一陣抓狂：「這催命的鬧鐘！」雖然有千萬個不願意，也只得和溫暖的被窩說拜拜，睡眼惺忪地推開鬧鐘起床，刷牙、洗臉、梳妝，開始了忙碌的一天。

也許你不知道的是，如果長期被這樣毫無防備地吵醒，那麼鬧鐘真的可能變成你的「催命符」！

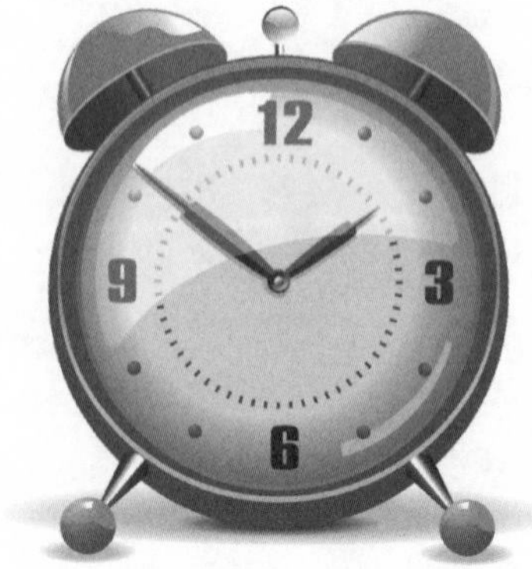

鬧鐘：想說愛你不容易

睡眠時，身體器官處於休息狀態，突如其來的鬧鈴聲會從外部打破這個平靜狀態，人體就會像正在休息的士兵聽到了緊急集合號一樣，迅速產生應激反應：血管收縮、血壓升高、腎上腺素升高、心跳加快……

這種一驚一乍的狀態會擾亂體內氣血運行，長此以往不但會誘發高血壓、心臟病等心腦血管疾病，還會造成失眠、健忘、精神壓抑等情緒障礙。

那麼，要如何醒來才健康呢？

毫無疑問，最有益健康的醒來方式就是自然醒。人在自然睡醒時和被鬧鐘吵醒時的身體反應是截然不同的，自然醒的時候，身體各個部位會有次序地逐步甦醒，醒來之後的你是精力充沛、頭腦清醒的。

自然甦醒訓練法

對「忙碌一族」來說，一覺睡到天亮的自然醒是可遇而不可求的，因此，人為打造屬於自己的自然醒就顯得尤為重要了。

有研究顯示，生物體的甦醒過程最主要是受光線的影響，光線透過改變體內褪黑激素水準來調整新陳代謝，進而喚醒人體。

自然甦醒訓練法，就是透過模擬人體自然醒的過程，來建立人體的自然甦醒生理時鐘，具體可分為三步：

一、「聲音鬧鐘」輔助期

訓練初期繼續用鬧鈴進行輔助，但是在鬧鈴的選擇上要特別留意，以較為柔和、舒緩的輕音樂為宜，例如Richard Clayderman的鋼琴曲，也可以選擇自然界的各種聲音做為鈴聲，如鳥叫聲、下雨聲、風吹聲等等，以減少身體的應激反應。鬧鈴的聲音設置要由小到大，以便於習慣了驟然甦醒的身體適應這種緩慢的逐步甦醒過程。

二、「光鬧鐘」適應期

一到兩週之後，添加光刺激來喚醒身體，你可以利用定時插座或者可以定時的小夜燈，讓柔和的燈光在特定的時間亮起；如果條件允許的話，也可以買一台高科技的「光喚醒」枱燈，它會在設定好的時間裡將光線逐步調亮，模擬自然界光照變化，讓身體慢慢恢復清醒。

三、自然甦醒期

透過一段時間的訓練之後，在每天同一個時間，身體就會提前做好甦醒的準備，這時你會發現自己在鬧鐘響起之前你就已經處於半清醒的狀態了。此時再逐漸降低鬧鐘的聲音，直到最後完全將鬧鐘掃地出門，單純使用健康的「光喚醒」的方法。

註：第一次撤掉聲音鬧鐘的實驗一定要在假日裡進行，以免耽誤工作。

相信用不了多久，你就會適應了這種沒有鬧鐘的生活，用自然甦醒的身體來擁抱每一個活力滿滿的清晨了！

別急著起床，先做一做「賴床操」

我不記得是誰曾經建議過，為了使靈魂寧靜，一個人每天要做兩件他不喜歡的事。說這句話的人是個聰明人，我也一直在一絲不苟地按照這條格言行事：因為我每天早上都起床，每天也都上床睡覺。——William Somerset Maugham

如果早晨能來得晚一點的話，我想我會喜歡早晨的。——加菲貓

看，在起床這件事上，大作家毛姆和加菲貓達成了跨物種的空前統一，所以早晨醒來賴賴床也不錯。

「什麼？」看到這裡，你的表情一定和日本電視劇《半澤直樹》中抓狂的大和田常務一樣，「賴床？你知道我一天要開多少會，一小時要處理多少文件，一分鐘要收多少mail嗎？在這個分秒必爭的時代，你居然叫我賴床？！」

沒錯，清晨適當的賴床也是保持健康的方式之一，用專業的賴床操來給初醒的身體熱熱身能夠使身體各部位獲得新鮮血液，促進排毒同時加速清醒，而且在床上賴一會兒也能避免突然起身帶來的血壓變動，對忙得沒時間健身的你來說，可謂是磨刀不誤砍柴工。

這樣做賴床操

在美好的早晨暫時忘掉鋪天蓋地的會議和文件，抽出回一封mail的時間來跟我一起做做賴床操吧！

第一節：展展身

活動活動手腕，將雙手十指交叉，用力向上伸，腳用力向下蹬，模仿伸懶腰的動作，將身體盡可能的伸展，在身體活動的同時深呼吸。

這個動作有助於增加體內的新鮮空氣，促進全身血液循環。

第二節：動動腳

活動活動腳趾，順時針轉十下腳腕，再逆時針轉十下腳腕。人體所有的經絡都從腳腕經過，活動腳腕有助於刺激全身經絡，有牽一髮而動全身的功效。

對長期站立或者總是穿高跟鞋的OL來說，這個動作更有緩解足部疲勞的功效。

第三節：扭扭腰

先保持身體平躺，再由腰部帶動交替向左側身，同時該側的腿向上彎曲，隨後恢復平躺狀態，依上法向右側身，每側分別活動十次。

這個動作可以活動腰部和背部，促進腰背健康，同時也可刺激背部督脈，提升陽氣，增加活力。

第四節：轉轉頭

緩緩起身，保持坐位，依次做點頭、左側頭、豎立、右側頭的動作，頭在每個位置停留一秒，重複五次後從右側起再做一次該動作。

這個動作可幫助大腦血液循環，還可以緩解疲勞帶來的頸椎問題。

怎麼樣，做完這一套操之後你的身體輕鬆多了吧！這時你就可以按照原計畫起床了。世界不會因為你賴床的這幾分鐘而停止轉動，但是你的身體卻會因此受益良多。

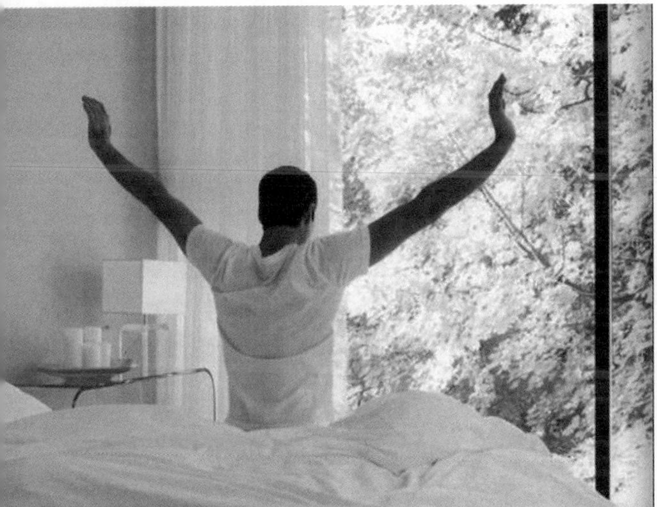

三個小動作：和武當派學養生

「Candy，妳最近總是容光煥發耶。」一上班，坐在隔壁的Vivian以一臉又羨慕又嫉妒的表情湊過來，「早上一來就精力充沛，一點也不像昨晚剛跟我們一起熬夜趕過報告的樣子。」

「因為我最近新請了一個私人教練。」

「私人教練，誰？叫什麼名字？哪個俱樂部的？這麼忙妳還有時間健身？效果這麼好，一定很貴吧！」

「他叫——張三豐。」Candy在Vivian的耳邊輕輕說。

「張三豐……張三豐，那不是金庸小說裡的武當派的掌門嗎？好像，還是個道士，這……該不會是什麼邪門功夫吧？」Vivian暗自尋思著。

Vivian記得沒錯，張三豐正是道家武當派的掌門人，而Candy練的正是道家從古流傳下來的三個便捷養生小動作：搓臉、叩齒、握固。

搓臉

搓臉是將雙手先相對搓三十六下，等到雙手微微發熱時，就將雙手輕輕貼著臉部像洗臉一樣上下搓，搓時先從額頭開始，沿著臉部兩側向下搓，一直搓到下巴為止；再從下巴開始貼著臉部向上搓，直到額頭為止，這為一次循環。每天一共搓三十六次循環為宜，若時間有限，搓到臉部有發熱的感覺即可。

搓臉能夠刺激臉部經絡，促進臉部新陳代謝，將臉部細胞代謝產生的垃圾排出體外，而新鮮的血液將充足的氧氣送到了臉部細胞中，喝飽了氧的臉部細胞就能夠長久保持活力，好氣色自然不請自來。

叩齒

清晨時將上下牙齒輕輕叩合三十六次，叩合牙齒時將舌頭頂在上顎處，叩齒結束後將舌頭沿著牙齒根部順時針轉動幾圈，再逆時針轉動幾圈，直到口中充滿了唾液為止，此時緩緩地將唾液嚥下即可。

叩齒能夠刺激牙床，堅固牙齒，刺激唾液分泌，減少牙周疾病的產生。同時道家認為牙齒為腎的外部表現，因此透過叩齒也可以間接發揮固腎養腎的作用。

握固

像嬰兒一樣將大拇指放在四指中間，指尖大約位於無名指下方，此時握緊拳頭，隨後輕輕鬆開拳頭，再次握緊，如此重複三十六次。對開時難覓的大忙人們來說，握固可以和叩齒同時進行。

中醫認為，無名指下方的為止是肝經經過的位置，透過握固大拇指指尖刺激該處，有利於肝的健康，由於肝的主要功能是調節氣血，因此握固可以提升全身氣血，對經常熬夜的人十分有益。

「就這麼簡單？有用嗎？」聽Candy介紹完之後，Vivian有些懷疑。

「看我就知道了，那老魔頭把工作逼得這麼緊，我哪有時間弄什麼複雜的東西。」Candy朝主管的辦公室裡努努嘴。

「也是，那為什麼都是三十六次呢？」

「我也不知道，也許，這就是武當派的魔力所在吧！」Candy擠擠眼，笑靨如花。

註：在道家的思想中三十六是個神祕的數字，道家的養生法中常以三十六次為限，具體操作中可根據自身情況增減，並無嚴格禁忌。

輕輕鬆鬆醒「目」法

一上班，你像往常一樣打開電腦，看著電子信箱裡新郵件的數目，嘆口氣：「又是忙碌的一天」，你狠狠地喝了一大口咖啡，在心裡給自己鼓勵：「加油吧！」可是工作才開始做，就出狀況了，你的眼睛又痠又脹，睜都睜不開，始終不能集中精力盯著螢幕。「怎麼回事，這不是剛起床嗎？」你暗自尋思著。

「主人，我還沒睡醒。」身體裡一個聲音傳來，是你的眼睛在說話：「每天我都超負荷工作，上班時間就不用說了，好不容易下班了，身體都休息了，可是我還得幫你看新聞、看電影、看小說……一直到睡覺前最後一刻，我還得在被窩裡對著手機奮戰，現在我實在是打不起精神來了。」

聽聽眼睛的自白吧！對大忙人來說，每天的過度用眼會導致眼部供血不足，進而引發眼睛乾澀、痠脹等眼疲勞症狀，如果你繼續如此揮霍著眼睛的健康，那麼不久視力就會出現問題，各種眼病也會接踵而至。

「我也知道你很辛苦，可是你也看見了，這麼多的工作，哪一項都少不了你的幫忙，哪有空讓你好好休息啊！」看看成堆的工作，你發愁。

其實，要預防和緩解眼睛疲勞很簡單，只需要每天早上起床後給眼睛做一個清醒SPA就好了。這個

SPA很簡單，只需要一分鐘左右的時間，不需要額外的工具，只需要你的雙手。

醒「目」SPA操作法

首先，你要洗乾淨雙手，輕輕閉上雙眼，將所有的注意力集中到眼睛上。隨後將雙手相對，快速摩擦，直到雙手感到發熱為止，這時，要迅速將雙手分別覆蓋在你的兩隻眼睛上，你會感覺到眼睛周圍十分溫暖，雙手停留幾秒，直到手不再有熱度為止。繼續重複搓熱雙手以及熨目的動作，如此反覆十五到二十次，輕輕睜開眼睛，你會感覺到眼睛像是洗了一次熱水澡一樣，不僅變得十分明亮，還很舒服。

相傳，這個透過熨目來養生的方法是古代長壽老人彭祖傳下來的，是用雙手的溫熱之氣來刺激眼睛及其周邊的經脈，使更多的氣血流向眼周，從而達到緩解眼部氣血損傷、預防眼疲勞的作用。

在早晨使用這個簡便的醒「目」SPA法能夠維持眼睛一天的元氣，氣血充裕的眼睛會將乾澀、疲脹、疲勞統統拒之門外，若能長期保持更會受益多多。

學一學呼吸「六字訣」

在朋友圈裡，Peter有個著名的口頭禪，「最近忙得只剩下呼吸的時間了，改日再約。」一來二去，大家都知道了Peter這句「名言」，有些朋友甚至在背後悄悄地給他取了個外號叫做「呼吸」先生。朋友們都不知道，每次Peter說這句話時，心裡也是百感交集，他並非不想和朋友一起去打球、健身、游泳、約會，可是看看自己排得滿滿的Schedule，真的是連呼吸都覺得在浪費時間。

像Peter這樣的「呼吸」先生並不是少數，他們每天忙著學習、忙著工作、忙著應酬，單單沒有時間鍛鍊。對只剩「呼吸」時間的人來說，最簡單的養生方法就要數「六字訣」的呼吸鍛鍊法了。

呼吸「六字訣」

呼吸「六字訣」的養生方法自古有之，在明太醫龔廷賢所著的《壽世保元》中就提到了這種特殊的養生方法，他認為透過呼吸可以呼出身體內的「污濁之氣」，吸入自然界的「清氣」，這與現代醫學中透過深呼吸來進行新陳代謝促進健康的理論不謀而合。

呼吸「六字訣」的養生方法是在深呼吸的基礎上，加上了特殊的吐字以對臟腑進行有針對性的保養：

◆「噓」字訣

身體呈站立狀或者直坐，雙手自然下垂，眼睛睜大，做出噓（ㄒㄩ）字的口型，注意此時只做出口型即可，不需要發出聲音，同時以口向外呼氣；隨後眼睛保持微微張開的狀態，口微閉，用鼻子進行深吸氣。

中醫認為呼「噓」字可以激發肝氣，因此此法有助於保養肝臟，有平肝養氣的功效。

◆「呵」字訣

身體站立，眼睛微閉，雙手自然下垂，做出呵（ㄏㄜ）字的口型，同時用口呼氣，氣呼盡時閉上嘴，用鼻子深吸氣。

「呵」字訣可以補「心」氣，有助於心臟的健康。

◆「呼」字訣

身體站立，眼睛微閉，同時做呼（ㄏㄨ）字的口型，以口呼氣至氣盡為止，隨後深吸氣。

常練「呼」字訣可以強健脾胃，增強消化功能。

◆「呬」字訣

保持站立狀，微微閉眼，做出呬（ㄒㄧˋ）的口型，以口呼氣至氣盡，用鼻深吸氣。

呬字訣是用來鍛鍊肺功能的呼吸法，可以緩解胸肺疾病。

◆「吹」字訣

保持站立，眼睛微閉，雙手自然下垂，以口呼吹（ㄔㄨㄟ）字，隨後以鼻深吸氣。

此法可以強腎固腎，對於耳鳴等症狀也有緩解的作用。

◆「嘻」字訣

保持站立，眼睛微閉，雙手自然下垂，以口呼嘻（ㄒㄧ）字，隨後以鼻吸氣。

此法可以調理三焦，具有綜合調理五臟六腑的功效。

呼吸「六字訣」簡便實用，隨時隨地都可以進行，但是在每日早晨起床後進行鍛鍊效果最佳。

如果你也像Peter一樣，不妨就練一練呼吸六字訣，做個名正言順的「呼吸」先生吧！

如果想要活力你就拍拍手

電視上正在播放銀行的廣告《馬校長的合唱團》，天真爛漫的孩子們拍著手唱著原住民快樂的《拍手歌》：「拍拍手，拍拍手，我們一起來拍手……」歌聲悠揚，孩子們的臉上充滿了喜悅。忙了一天的王先生躺著沙發上，目不轉睛地看完了整個廣告，曾幾何時，自己也和廣告上的小孩子們一樣活力四射，可是現在，忙碌的工作漸漸奪走了活力、奪走了天真的快樂，也漸漸奪走了健康。

「還能找回像兒時一樣的快樂和活力嗎？」王先生問自己，他伸出手，想要像電視上合唱團的孩子們一樣拍拍手，又突然覺得自己這個行為實在是太孩子氣了，便搖搖頭把手放了下來。

王先生不知道的是，拍手這個動作一點也不幼稚，在中醫看來這個簡單的動作就是一種養生的方法。

從經絡學的角度來說，手上分布著幾百個穴位，這些穴位影響著人體內各個臟腑的健康，如心、肝、脾、肺、腎等內臟都可以在手上找到相對應的反射區，刺激這些反射區就可以激發內臟的活力，促進身體健康。而刺激手上反射區最簡單也是最有效的方法就是拍手，如果在早上太陽初升的時候進行拍手鍛鍊，就會有效提升身體內的陽氣，給你帶來一整天的活力和健康。

那麼，到底要怎麼拍手才能起到養生保健的作用呢？

拍手養生初級版

拍手養生的方法十分簡單，不論你是坐著、躺著，還是站著，只要舉起雙手，十指分開，雙手對擊即可。拍手的力度可以從小到大，拍手的次數以自身有微微的痛感為宜，要注意對擊拍手時要盡量將雙手全方位的進行擊打，以刺激到更多的反射區，發揮全面調理身體的作用。

拍手養生進階版

如果你的身體已經處於亞健康狀態了，那麼就可以根據自己的身體狀況，有針對性地透過拍手來進行保養：十指指腹相碰有利於保養大腦，可以發揮預防腦血管疾病的作用；大拇指下方的手掌大魚際的位置是「心」反射區所在，所以拍這個位置就等於說吃了個「保心丸」；拍手掌中心則可以調理腸胃功能；如果你的肺不太好，那就要重點拍無名指和小指一側的手掌，這是肺反射區的位置所在。

現在你和王先生都知道了，拍手不僅僅是孩子們的事，你也可以從拍手中得到活力和健康，或者，你也可以像廣告裡的孩子們一樣，一邊拍手一邊唱唱歡愉的《拍手歌》，說不定就能從拍手中找回了童年的快樂。

梳對頭洗對臉，健康順手得

場景一：簡單先生每天都按時起床，打開水龍頭洗把臉，再用梳子簡單梳一下，略加整理就背著包包出門了。

場景二：完美小姐每天花在梳頭、洗臉上的時間足足有數十分鐘，先用洗臉刷去去角質，再用溫水仔細洗一次，至於頭髮，更是梳得一絲不亂，為了能好好梳妝打扮，她每天都要早起半個小時。

場景三：潮流妹妹的早晨完全看自己的心情，心情好時就用洗面乳好好洗個臉，再盤個漂亮的頭髮，若是時間緊湊或者心情不佳，那就隨便拿毛巾一擦，抓抓頭髮就走人。

哪個場景最像你起床後的情形呢？你每天又花多久時間在梳頭、洗臉上呢？你有沒有想過利用梳頭洗臉的時間做點別的什麼呢？

簡單先生、完美小姐和潮流妹妹一起朝我翻起了白眼：「還能做什麼呢？做白日夢嗎？」

也許，在梳頭、洗臉的同時，你可以給自己的免疫力加加油，也可以調調血壓，降降血脂，健健大腦，防防感冒……

簡單先生、完美小姐和潮流妹妹又一起打斷我：「別廢話，快說方法吧！」

健康洗臉大法

先用三十六度左右的溫水將臉部清潔乾淨，徹底沖洗乾淨洗面乳泡沫……（完美小姐撇撇嘴：「還不跟我的一樣。」）接著，再用冷水沖洗臉部數次。

這是因為溫水可以有效洗淨臉部的塵埃，而冷水則可以振奮精神，刺激臉部血管，激發人體的免疫力，對預防感冒很有效，特別是在寒冷的冬季效果更為明顯。

一梳梳到底的健康法

選擇木梳或者牛角梳，梳時手稍稍用力，讓梳子對頭皮發揮按摩作用，同時要梳遍全頭，從前額的髮際處一直梳到頸後為止，至於梳頭的次數，就是多多益善了。

◆若是梳頭時感到頭部有痛點，就要每天重點梳這個位置，直到將其梳到不痛為止。

這是因為頭部分布大量的經絡和穴位，有痛點則說明該處的經絡或者穴位堵塞了，透過梳子持續地刺激可以疏通堵塞的穴位，保持氣血暢通，對健康自然是大有裨益。

◆若是有心腦血管等問題，可以多梳梳頭部正中央從前額到腦後這一塊。

這是督脈所在，其上分布的百會穴和風府穴等穴位可以調節血壓，緩解頭痛、頭暈等腦部不適症狀。

◆若是眼睛不適，則可重點梳梳頭頂正中線兩指左右的兩側頭皮。

因為其上的風池穴等穴位都可以緩解眼部問題。

◆若是起床後依然覺得疲勞，則可多梳下從太陽穴往上的頭髮。

因為此處的髮際穴對於驅除疲勞有奇效。

梳頭時用梳子一直梳到頸部和背部交界的地方，還可以刺激此處的大椎穴，對於預防感冒和頸椎問題都十分有效。

聽到這裡，簡單先生、完美小姐和潮流妹妹都若有所思地點點頭，梳梳頭洗洗臉，順手獲得了健康，何樂而不為呢？

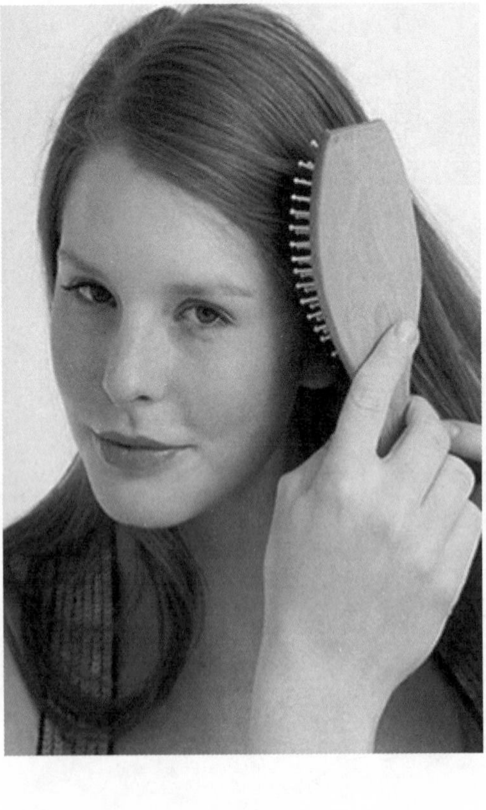

美容穴位隨手按

「看看妳自己的形象，怎麼能見客戶，人家還以為我們這裡是難民營呢！」被主管劈頭蓋臉地一頓罵之後，S小姐灰頭土臉似的回到了自己的座位上。

她掏出隨身攜帶的小鏡子，只見鏡子裡一張憔悴的臉無奈地看著自己，臉色晦暗、黑眼圈、痘痘，還有眼底下的細紋……S小姐喪氣地合上了鏡子，連自己都不願意看自己的樣子，更何況是客戶了。

S小姐自己又何嘗不知道身在PR公司維持自己的形象有多重要，但是最近持續的加班完全擠佔了自己去美容院的時間，眼見著臉上的問題越來越多，在工作上無往不利的S小姐才真正感覺到什麼叫無能為力。

其實，要解決S小姐的這些「面子」問題並不難，也完全不需要到美容院，只需要每天早上起床之後點點穴就可以了。

美「穴」法則

在人的臉部分布著很多穴位，其中有一些穴位具有神祕的美容功效，記住這些美容穴位就可以輕鬆幫你維持好氣色。

◆「眼霜」穴——絲竹空穴

絲竹空穴是眼部重要的美容穴位，對於黑眼圈、眼部浮腫以及魚尾紋等眼部問題，都有緩解的作用，可媲美眼霜的效果。

怎麼找到它：絲竹空穴位於眉梢的凹陷處，找穴時先對著鏡子找到眉毛的尾端，在此處有一塊凹陷下的位置，即為絲竹空穴的所在處。

怎麼用它：用手指的指腹從眉頭開始沿著眉毛依次向眉梢進行按揉，到絲竹空穴的位置時進行重點按揉，一般以按揉一分鐘左右為宜，隨後沿著眉毛的走勢，從太陽穴一直按到髮梢處即可。

◆「美瞳」穴——睛明穴

你羨慕帶上美瞳之後清亮有神的眼睛嗎？按摩眼部的睛明穴也會讓你的眼睛清澈明亮。這是因為睛明穴位於膀胱經之上，而膀胱經是人體最重要的排毒經絡，因此按摩睛明穴可以幫助眼睛排毒，有「洗眼」的作用。

怎麼找到它：睛明穴位於臉部內眼角的凹陷處，尋找時用指腹從內眼角慢慢向上按揉，按到凹陷處的痛點就是睛明穴。

怎麼用它：因為睛明穴位於內眼角的凹陷位置，因此按摩它時要剪掉指甲，用指尖部進行掐按三十六次左右。

註：由於睛明穴離眼睛較近，所以按摩時務必洗淨雙手，以免細菌感染眼睛。

◆「美白」穴──四白穴

你還在依賴美白產品或者美白針嗎？試試臉部的四白穴吧！它具有美白、潤澤皮膚等多種養顏的功效，是最安全的美白方法。

怎麼找到它：四白穴位於瞳孔正下方，顴骨上方的凹陷處，尋找時雙目平視前方，從瞳孔正中央向下約兩公分左右的凹陷位置就是它了。

怎麼用它：每日用指腹按揉一到三分鐘即可。

◆「粉底」穴──印堂穴

對臉色晦暗的人，我們常說他印堂發暗，按揉印堂穴可以輕鬆幫你恢復好氣色，像粉底一樣讓你的皮膚清透自然。

怎麼找到它：印堂穴十分好找，它位於額頭兩個眉頭連線的中點位置。

怎麼用它：用指腹按揉一到三分鐘，再用雙手指腹分別從兩側向上按摩，直到按摩完整個額頭為止。

跟著古醫書學穿衣搭配

你平常都跟著哪些書學穿衣搭配的呢？

你一定會如數家珍地說：「當然是有名的時尚雜誌了，比如歐美系的《VOGUE》、《ELLE》、《Marie Claire》、《Cosmopolitan》、《GQ》，日系的《ViVi》、《Mina》、《Pinky》……」

停、停、停，現在就讓我給你介紹兩本新的服飾搭配指南書，它們應該算是最古老的東方系。

《黃帝內經》：神祕東方的「穿衣聖經」

《黃帝內經》是中醫學裡最經典的醫學著作，如果你認為這種古籍只是中醫診所裡的老先生看的，那你就大錯特錯了，更讓你想不到的是，《黃帝內經》還是一本最全面的服飾搭配指南讀本。

◆四季搭配指南

《黃帝內經》中最重要的思想是天人合一，服飾搭配也是如此，由於自然界四季的陰陽之氣變化各不相同，因此四季的穿衣也各有重點。

春季陽氣升發，穿衣原則要以寬鬆為主，避免用緊身衣來束縛身體，同時春季穿衣不宜太薄，過冷會使氣血的運行減緩，影響體內陽氣的升發。

此外，春季的風寒易從頸部侵襲人體，所以春季要特別注意頸部的防風和保暖。

夏季陽氣最盛，穿著也宜寬鬆，但風寒已從胸背部侵襲人體，影響「心」的健康，因此夏季不論多熱都要護好胸部和背部，不適合穿露背裝等時髦卻不健康的服飾。

秋季陰氣開始上升，可穿著一些較為貼身的衣物，但是衣物不宜過厚，以免影響陽氣的收斂。

此外，秋季的風寒易從肩背部入侵，因此秋季要特別注意護肩。

冬季陰氣最盛，穿著要注意保暖，但不可過熱，以不出汗為宜。

因為冬季的風寒易侵襲腰部和臀部，外出時最好穿中長型的衣物，避免穿過短的上衣。

◆得了病，怎麼穿

《黃帝內經》認為，五臟六腑也有自己的好惡：「心惡熱，肺惡寒，肝惡風，脾惡濕，腎惡燥。」因此，得病後的穿衣調理也十分重要。

心臟不好的人衣著不宜過熱；肺部不好的則要注意保暖，以免著涼；得了肝病則要穿擋風的衣物；脾病患者則要注意若衣物濕了就要即時換下；至於腎病患者則要避免穿得太暖和。

《本草綱目》：配飾也瘋狂

對時尚的OL們來說，除了穿衣，畫龍點睛的配飾也是十分重要的，在《本草綱目》中就提到了好幾種配飾的養生功效。

◆**珍珠**：《本草綱目》中提到珍珠具有「鎮心」的作用，因此珍珠飾品可以寧心靜神，適合常心氣煩躁的人佩戴。

◆**玉石**：中醫認為玉石具有「除中熱，潤心肺」的作用，適合心肺燥熱的人佩戴，有祛熱的功效。

◆**銀飾**：純銀具有「安五臟，定心，除邪氣」的作用，常佩戴可以滋陰補氣，殺菌定神，十分適合女性佩戴。

◆**金飾**：黃金可以「鎮精神，堅骨髓，通利五臟」，可用來鎮定安神，緩解失眠、煩躁等精神問題。

◆**珊瑚**：和黃金的治療功效類似，也具有鎮定安神的作用。

◆**水晶**：水晶具有祛熱消腫、養顏明目的作用，適合熱性體質的人佩戴。

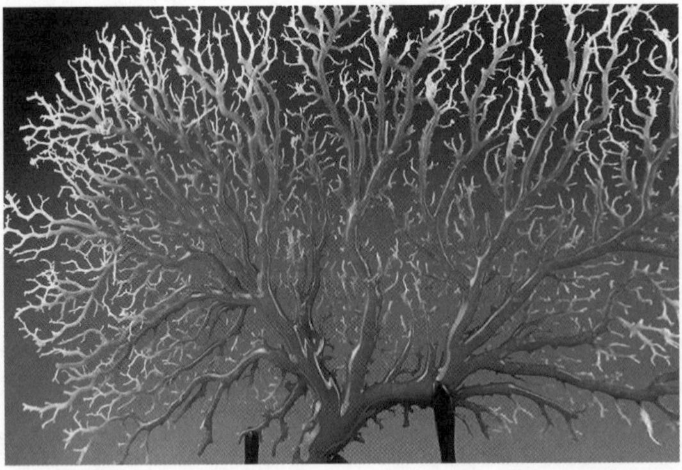

魔鏡魔鏡告訴我，我的健康怎麼了

在格林童話《白雪公主》裡，惡毒王后有一面只說真話的魔鏡，對Gigi來說，自己家的這面大鏡子就像是童話裡的魔鏡，總是能照出最真實的自己：加班後的疲憊，壓力下的憔悴，還有長期出差飲食不定帶來的走樣身材……工作的時候強打精神似乎萬事都OK，但是每天早上梳妝的時候這一切就都在家裡的鏡子前盡顯無遺。

有時候Gigi甚至覺得自己得了照鏡子恐懼症，不是因為別的，就是怕面對鏡子裡那個太過真實的自己，歲月就這樣把她從小時候那個總是抱著鏡子臭美的小女孩，變成現在這個不想照鏡子的女強人。

「也許這就是成長的代價。」Gigi總是這樣自我安慰著。

但這還是透支健康的代價，鏡子裡照出來的除了那個Gigi不肯面對的自己以外，還有更多她所不知道的健康真相！

看「臉色」識健康

◆若是臉色蒼白或者隱隱發黃，說明你的脾胃不能正常將食物轉化為身體所需的營養，待體氣血不足就會導致臉色發白發黃，應當吃一些滋養脾胃的食物，如山藥、紅棗等。

註：臉色驟然變黃，則需要特別注意，這是肝膽疾病的報警信號，如膽結石、肝炎等都會導致臉色變黃，需立即去醫院檢查治療。

◆若是臉色變黑則是腎虛的表現，可多吃芝麻、黑豆、核桃、枸杞等滋補腎精的食物。

◆若是臉色發青則說明身體氣血瘀滯，多是由於精神狀況引發氣血運行紊亂而導致的，可多吃理氣解鬱的食物進行調節，如白蘿蔔、玫瑰花茶、烏梅、金桔等。

◆若是臉色潮紅則反映的是心臟問題，心臟的疾病會導致身體血液循環不暢，臉部氣血過旺就會形成潮紅，此時可多食用橄欖油、堅果等食物。

眼睛：不僅僅是美麗的事

健康眼睛應當是黑白分明、明亮有神的，如果眼睛泛黃，則是肝膽疾病的預兆；長期的黑眼圈則是腎虛的表現；若眼睛長期浮腫則可能是睡眠不足，也可能是因為體內水分代謝不暢，這通常是由於腎功能障礙造成的；若眼白呈現藍白色，則是貧血的表現。

你的痘痘長在哪裡

從中醫的角度來說，臉上的痘痘是由於氣血運行不暢，毒素淤積所造成的，所以痘痘的位置也揭示了你的健康問題。

額頭的痘痘多是因為心火過旺，可透過清心的食物，如蓮子、綠豆、綠茶進行調理；痘痘長在左邊臉頰說明肝火過旺，除了注重睡眠之外還可透過菊花茶、百合、薏仁等食物進行食療調理；右邊臉頰的痘痘則是肺出了問題的表現，要特別注意預防呼吸系統疾病和感冒；人中生痘痘則是生殖系統疾病的預警，以女性多見；唇邊的痘痘通常是由於腸胃問題導致的，如便祕、消化不良等都會導致唇邊生痘；下巴上的痘痘則是內分泌失調的表現，盡量保持規律的生活習慣可以緩解。

看，鏡子就這樣把你的健康真相和盤托出，所以千萬別和Gigi一樣抵觸照鏡子，每天早上利用照鏡子的時間來為自己的健康把把脈，這才是對自己最負責任的態度。

快手早餐的中西口味

「早餐是一天中最重要的一餐，現在我就教大家來做一道營養又美味的早餐料理……」電視上的美食家正滔滔不絕地介紹著自己的豪華早餐，Cindy匆匆忙忙喝了一口咖啡，關掉了遙控器，嘟囔著：「天天播這些陳腔濫調，有幾個人有時間像闊太太們一樣變花樣吃早餐！」在路上，Cindy買了個漢堡當早餐，忙碌的一天就從這個漢堡拉開了序幕。

對大多數像Cindy一樣的超級大忙人來說，對Breakfast的第一要求就是「fast」，至於味道和營養，也只能不情願地靠邊站了。若是你也是這麼認為的，那你就大錯特錯了，學會幾分鐘的快手早餐做法，你就能一週吃遍世界各地的美味早餐。

一週的美味早餐

◆週一：餵飽你的傳統胃

餐單搭配：豆漿＋主食

快速指數：★★★★

營養指數：★★★★

省時妙招：前一天下班時買好包子或者饅頭當主食，晚上泡好黃豆，早晨在梳洗時用豆漿機打豆漿、微波主食，梳洗好後即可用餐。

營養建議：在打豆漿時加入黑芝麻、黑豆可以健腦補腎；加入紅棗、蓮子、小米、紅糖可以養血安神；加入胡蘿蔔、枸杞可護眼明目；加入山藥、白米可以滋養脾胃。

◆週二：吃一口濃濃的古早味

餐單搭配：鹹粥＋雞蛋＋主食

快速指數：★★★

營養指數：★★★★★

省時妙招：提前將米洗淨，分成小包冷凍起來，早上取出冷凍米，大火五分鐘即可熬好粥；煮粥的同時煮蛋，加熱主食。

營養建議：用冷凍高湯來熬粥，營養又方便。骨湯粥可以增強骨骼活力；雞湯粥有助於增強免疫力；羊肉湯可暖身禦寒；素高湯則可以補充維生素。

◆週三：維多利亞的港式早點

餐單搭配：餐蛋麵

快速指數：★★★

營養指數：★★★★★

省時妙招：使用快速煮麵法，無需等水熱再加麵，而是在水微微冒熱氣時加入麵條，沸騰後加入調味料很快就可煮好。煮麵的同時，可以順道煎肉和雞蛋，再與生菜一起放在麵上即可。

營養建議：煎肉和雞蛋時可用初榨橄欖油、亞麻籽油、紫蘇籽油等健康油品。

◆週四：日式早餐，開動吧！

餐單搭配：味增湯＋米飯＋雞蛋

快速指數：★★★★

營養指數：★★★★

省時妙招：前一晚將米飯放入電鍋中煮好，早上開水下鍋，放入味增醬，加入易熟的紫菜、小蝦仁或者其他小菜，煮熟淋上香油即可。在煮湯的同時煮雞蛋。耗時約三分鐘。

營養建議：味增湯不可重複煮沸，以免營養流失。

◆週五：快節奏的美式早餐

餐單搭配：優酪乳／牛奶＋麥片＋培根＋雞蛋

快速指數：★★★★★

營養指數：★★★★

省時妙招：優酪乳或牛奶混合即食麥片，橄欖油煎培根和雞蛋，總耗時約一分鐘。

營養建議：培根不適合脾胃虛寒以及腎病患者長期食用。

◆週六：像紳士一樣吃早餐

餐單搭配：英式早餐茶＋三明治

快速指數：★★★★★

營養指數：★★★

省時妙招：牛奶加紅茶包煮沸，同時煎火腿片、雞蛋，和生菜一起夾入吐司片中，抹上沙拉醬，耗時約兩分鐘。

營養建議：三明治搭配可以任意組合，如鮪魚、培根、起司等，避免營養單一。

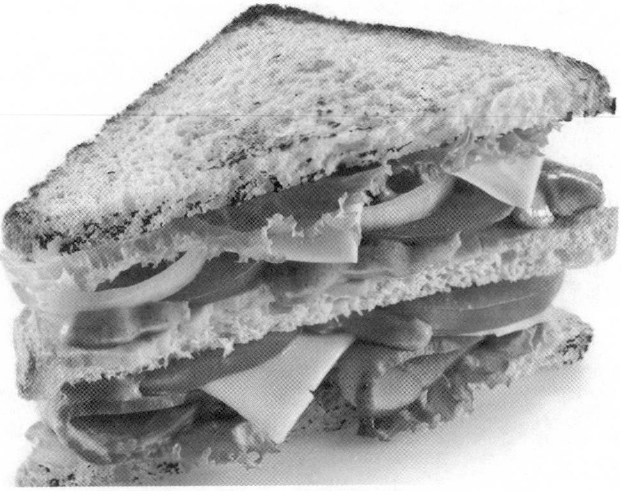

◆週日：浪漫的法國味

餐單搭配：咖啡＋法式煎吐司

快速指數：★★★★★

營養指數：★★★

省時妙招：牛奶加雞蛋打成蛋液，吐司沾上蛋液煎好，淋上蜂蜜，耗時約一分鐘。

營養建議：若時間允許，咖啡可用更為健康的鮮榨果汁代替。

吃水果也要看時辰（清晨篇）

香蕉、蘋果、奇異果、草莓、楊梅、火龍果、石榴……數不盡的水果從四面八方跳出來，做為水果忍者，你的任務就是將它們統統砍掉，劍光所到之處，霎時果汁四溢，只是有一點要注意，千萬不要碰到了炸彈，否則就會前功盡棄。

彷彿一夜之間，全世界的人都迷上了砍水果，即使是大忙人，也會在幾分鐘的遊戲裡和水果君們一起放鬆一下。

那麼，虛擬世界裡的水果忍者們在現實世界中會吃水果嗎？你知道吃水果的時間也有雷區嗎？若是錯誤的時間吃了水果，就會像遊戲中碰到了炸彈一樣，得不償失。

瞧，你剛起床，就有一大波水果正在襲來，「我們是清晨的水果軍團，睡了一夜的你營養物質消耗得已經差不多了吧？現在又渴又餓，極需水果軍團的拯救，我們軍團的水果都是又有營養又易消化的，不會傷害你剛剛甦醒的腸胃，酸甜可口的味道又可以讓你清新一整天。另外，偷偷說一句，我們之中有的還可以潤腸，你懂的……是在幫你排毒。

好了，現在讓我們互相認識一下吧！」

「早起」水果的自我介紹

◆驕傲的蘋果桑

從被夏娃偷吃開始，我就是全世界最受歡迎的水果，連清高的Steve Jobs都忍不住咬了我一口。我的營養成分極易被人體吸收，有健胃消食、生津止渴、潤澤皮膚等功效。我的糖分豐富，香味特殊，能提神醒腦，在飢腸轆轆的早晨，先來一個蘋果就能幫你補充一部分能量。

如果你腸胃不好，有消化不良、腹瀉等腸胃問題，把蘋果蒸過再吃或者煮著吃，就能緩解你的腸胃症狀；如果你的便便乾燥，生吃蘋果可以發揮潤腸通便的作用；另外，在吃蘋果的時候多嚼一嚼，能夠清潔牙釉質，保護牙齒，這些我平時可不常跟人說，千萬要記住啊！

◆清高的梨君

我是梨，體內的水分十分豐富，就像是天然的礦泉水一樣，在清晨能幫你潤澤乾燥的喉嚨。另外，我還有潤肺清燥，祛火消炎的功效，特別適合在乾燥秋日清晨食用，能幫你對抗秋季乾燥的氣候，預防呼吸系統疾病。

梨被人們稱為「全科醫生」，加冰糖一起煮能夠治療咳嗽；把梨心挖出，放入蜂蜜一起蒸熟做成蜂蜜梨盅能治療咽喉腫痛；若你有高血壓、心臟病、肝病、風濕等疾病，常吃梨也是大有裨益的；另外，宿醉之後的早晨吃個梨也可以幫你醒酒排毒，迅速清醒大腦。

◆可愛的葡萄醬

我是葡萄，人們也叫我「水晶明珠」，我的水分和糖分都十分豐富，能生津止渴，健脾養胃，還能溫補陽氣、補益大腦、緩解疲勞，對經常加班的大忙人來說特別適合。

早上吃點葡萄，能幫你恢復精力，讓你一天都充滿活力。

若你有高血壓、精神衰弱、貧血、脂肪肝等問題，常吃葡萄好處多多，但是若你有糖尿病，或者便祕的問題，那就不適合吃葡萄了。

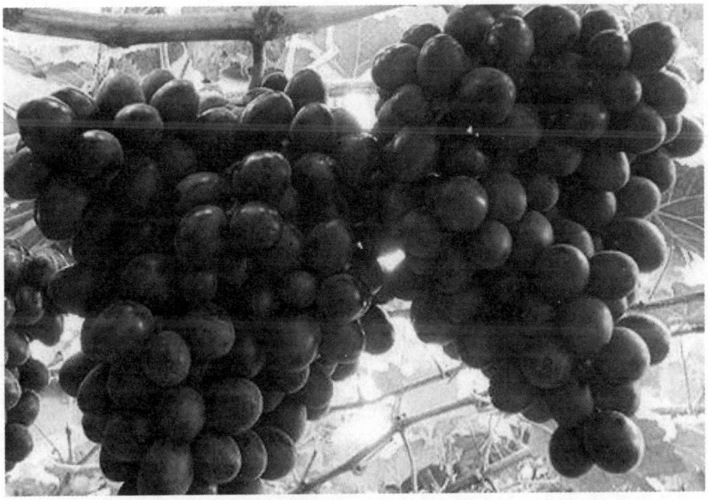

重視晨起「水」健康

我們先一起來玩做一個小遊戲吧！在下面這段情景描述中，你能找出幾個錯誤的地方呢？

自從知道了早上起來喝水有益健康之後，M先生就在他的日程表上鄭重其事地加上了清晨喝水這一項，還特別在手機上下載了個定時提醒喝水的APP。每天一起床，M先生必做的第一件事就是打開冰箱，咕嘟咕嘟地大口灌下一大瓶礦泉水，他心想自己的工作太忙了，白天顧不上健身，也總是忘了喝水，既然早上喝水有好處，那就讓身體在早上喝個夠吧！

怎麼樣，你有自己的答案了嗎？就和大多數人所知道的一樣，清晨喝水能夠補充夜間身體流失的水分，還有清潔腸胃、清醒大腦、軟化腸道、促進排毒的功效。但是如果像M先生一樣喝水，那可就要從養生變「殺生」了。

這樣喝水錯誤多

錯誤一：喝冰水

一起床喝一杯爽口的冰水的確能幫助人體快速甦醒，但這是用健康做為代價的。清晨正是人體陽氣上升的時候，體內氣血運行逐漸加快，新陳代謝開始加強，此時若有一杯冰水下肚，會造成氣血紊亂、代謝減慢的直接後果，長此以往可能會誘發胃腸疾病、咽喉疾病，對女性來說，則會產生生理期紊亂等問題。

正確做法：清晨的第一杯水應當喝溫水，水溫要和室溫大致相同，這樣才不會對人體形成刺激。

註：天氣越是熱，越不應該飲冰水。

錯誤二：大口喝

大口喝水會在飲水的同時將空氣也一起吞嚥下去，容易引起腹脹、打嗝等症狀，如果喝水過猛，飲水速度過快，還容易造成人體血壓升高。

正確做法：喝水時要不疾不徐，一小口一小口慢慢喝，最好是喝下水後先讓水在口腔中停留片刻，再緩緩吞下，對腸胃功能較弱的人來說，更是要特別注意飲水的速度。

錯誤三：一次喝一瓶

早晨喝水雖好，但是也不可過量，一次飲水過多容易造成心臟和腎臟的負擔，過量的水不能即時排出體外，還會稀釋體內血液濃度，影響身體機能。

正確做法：清晨的第一杯水以兩百毫升到三百毫升左右為宜。

此外，飲水時不必一味追求瓶裝水或者健康水，將飲用水煮沸後放涼成溫開水，就能滿足身體的需求。對平素不愛飲白開水的人來說，可以在水中加入適量的蜂蜜或者檸檬片來增加口味，還能發揮潤腸、美白的作用。

早上吃薑，勝過吃參湯

自從得了一場不大不小的病之後，一直覺得自己是個女超人的馬小姐終於感覺到歲月不饒人，她把自己不多的業餘時間從研究包包和鞋子，變成了研究各種保健品和補品，不多久，馬小姐床頭櫃的抽屜裡就堆滿了大大小小的瓶子，蛋白質粉、膠原蛋白、維生素E、參片……每一樣她都能談得頭頭是道。

相信像馬小姐這樣的靠小藥丸來養生的人不在少數，但是俗話說：「藥補不如食補」，藥丸再好，也不如食物安全有效。只要吃對了，生活中很多常見的食物都可以變成你的養生幫手，「早上吃薑，勝過吃參湯」這句諺語說的就是用「薑」來養生的方法。

李時珍在《本草綱目》中提到，生薑性溫，有提升陽氣、醒腦提神的功效，因此特別適合早晨食用，可以幫助人體的陽氣升發，促進氣血運行。但薑的好處可不僅僅是這些，現代醫學研究發現，薑有抗氧化、清除自由基的作用，是良好的抗癌食物。

此外，薑還可以增加腸胃蠕動，促進消化，在夏天食用可預防中暑、緩解頭暈、心悸等暑熱症狀。

看到這裡，恐怕你和馬小姐一樣發愁，這早上吃薑雖然好，可是也太不方便了，早上起來的時間這麼寶貴，我總不能像電視劇裡阿嬤一樣在一大早慢條斯理地熬薑湯吧！

別著急，我就給你介紹幾種便捷的早上吃「薑」的方法。

吃薑有學問

◆嚼著吃：把薑洗淨以後切成薄片，早上起床喝過溫水之後，把薑片當成口香糖慢慢咀嚼，如果一開始覺得生薑的味道太刺激，也可以含著吃，或者在薑上淋上蜂蜜，嚼著吃。

◆泡著吃：生薑切片之後與紅棗或者蜂蜜一同泡在保溫杯中，早上起來即可飲用，暖身又暖胃。

◆打碎吃：把生薑和紅棗一同用攪拌機打碎製成薑棗膏，放在冰箱中，早上用熱水化開一小勺就可以吃了。

生薑的用處還不只這些，如果你患了風寒感冒，用生薑和蔥鬚一同熬湯喝有奇效；如果你因脾胃虛弱而噁心嘔吐，也可以用生薑和陳皮一起煮水喝來緩解。

跟抽屜裡的小藥丸比起來，生薑的功能是不是全面多了？但是要注意，如果你本身有糖尿病、肝病，就不適合大量吃薑，不過也別灰心，接著往下看，找找其他適合自己的食療方法吧！

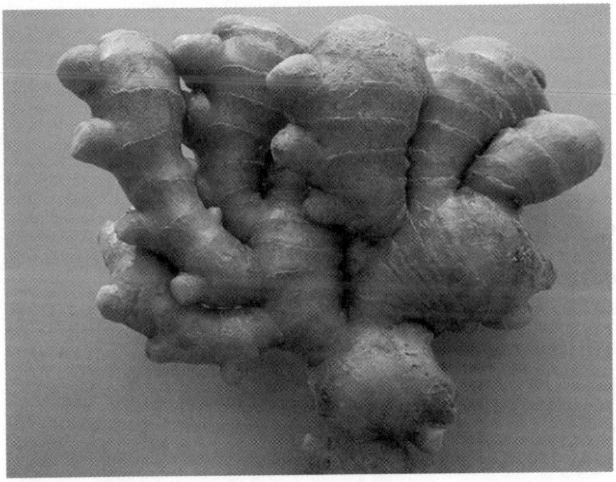

動動手，告別便便問題

你的便便還好嗎？

什麼？你從來沒關注過便便的問題？要知道，每天的便便可是最具實效的健康晴雨表。不要覺得臭，也不要對便便恨不得避而遠之，下次去洗手間，仔細觀察一下自己的便便，給自己的便便打個分。

測一測你的便便能打幾分？

一、你的便便是什麼顏色？

A、黃色。

B、咖啡色。

C、褐色。

D、紅色或者黑色。

二、你的便便是什麼形狀？

A、光滑的圓柱形型，比較軟。

B、較細的圓柱形，較軟。

C、硬梆梆的圓柱形。
D、斷裂的小疙瘩。
E、稀稀的不成形狀。
三、你的便便有味道嗎？
A、僅有輕微的臭味。
B、不一定，有時候味道淡，有時候味道很濃。
C、較濃的臭味。
D、臭味非常大，很久都散不去。
四、你每次排便要花多長時間？
A、很快，不到五分鐘。
B、不一定，快的時候幾分鐘，慢了就得半個小時。
C、大約十幾分鐘。
D、每次都得半個小時以上。
五、你的排便頻率是多久？
A、每天都排便。

B、不一定，一到三天左右。

C、每天要排好幾次。

D、三天以上才排一次便。

解答：

A計二十分，B計十五分，C計十分，D計五分，E計一分。

一百分　★★★★★便便

八十分～一百分　★★★★便便

六十分～八十分　★★★便便

四十分～六十分　★★便便

四十分以下　★便便

你的便便是幾星呢？若是兩顆星以下，說明你的便便已經不合格了。

如果你的便便顏色不是健康的黃色，而是褐色或者咖啡色，則說明你飲食中的纖維素較少，要注意補充纖維素含量較高的蔬果；若大便顏色是紅色或者黑色，則說明你的內臟可能出了問題，要立刻去看醫生進一步檢查。

也許，你還正被便祕或者腹瀉所困擾，每天為了洗手間裡的事而發愁，那就跟我來一起動動手，搞定便便問題吧！

動手解決便便問題

招式一：揉腹

不論你是哪種便便問題，是腹瀉還是便祕，都可以透過揉腹來解決，若是便祕則要用手掌沿著整個腹部做順時針的按摩，以促進大腸蠕動，幫助便便的排出；若是腹瀉則要用手掌沿著腹部做逆時針的按摩，可以發揮止瀉的作用。

按摩時手掌需稍稍用力，以腹部有被壓感為宜，力度過輕會影響按摩效果，按摩時間以五分鐘以上為佳。

招式二：點穴

便祕和腹瀉都可以透過按摩腹部的神奇便便調理穴位——天樞穴來緩解，天樞穴位於腹部肚臍左右兩側約三指寬的位置。如果是腹瀉，以雙手指腹用力按壓肚臍兩側的天樞穴，按壓五到十分鐘即可見效；如果是便祕問題，則以雙手指腹按揉兩側的天樞穴，按揉至穴位有痠麻感為止。

早上五到七點是大腸經運行的時間，在這個時間裡調理便便問題會事半功倍。

只要堅持在清晨按摩，相信不久，你的便便也能變成五星級。

另類的洗手間補腎法

一從洗手間出來，王經理就看見辦公室裡幾個年輕的同事正湊在一起，嘀嘀咕咕的不知道說些什麼，有人瞟見他的身影，這些人立刻假裝沒事似的散開了。王經理板著臉，走進自己的辦公室，關上門，他尋思著這些人肯定是在議論自己最近總是跑洗手間的問題。

這陣子，他動不動就往洗手間跑，不說別人，連自己都覺得尷尬，這到底是怎麼回事呢？是不是自己的腎出了問題？

對人到中年的職場大忙人來說，長期的體力透支極大地傷害了腎精，一不小心，「腎」問題就會悄悄地找上你。

那麼，到底你的腎有沒有問題呢？總是沒時間的你不用專門跑醫院，從幾個小信號中就能看出來。

看懂測「腎」信號燈

如果你有以下大部分症狀，那就需要特別注意，你的腎健康可能已經告急了，需要立刻去醫院做進一步檢查。

◆小便的頻率突然增加或者減少。

◆小便顏色無緣故的變為深褐色。

◆小便不再清澈，而是變得渾濁，小便中的泡沫增多，並且長時間不消失。

◆身體莫名出現長時間水腫。

◆總是感到疲勞、乏力，常有腰痠背痛的感覺。

◆食慾不振。

王經理在辦公室裡偷偷地對照了一下，幸好自己只有一、兩項符合，護「腎」這件事情必須重視起來，可是看看日程表，他著實發愁。

其實，護腎補腎並不難，在洗手間裡就能輕鬆完成。

洗手間裡的護腎竅門

竅門一：咬牙切齒

中醫認為，牙齒是腎臟的外在表現，由於人在小便時是最容易腎氣外洩的時候，因此在小便時要咬住牙齒以固養腎氣。具體操作是像口中咬著一件東西一樣輕輕咬住牙齒，閉上嘴巴，以發揮到固腎的作用。

此外，在小便時說話是最耗損腎氣的，專心致志進行小便也是養腎的祕訣之一。

竅門二：換個姿勢

在小便時踮腳能夠發揮養腎的作用，對男性來說，只需踮起腳尖小便即可，女性則在馬桶上模擬踮腳尖的動作，壓壓腳趾。注意，做這個動作時一定要保持好平衡，避免摔倒。

竅門三：按摩腰

小便後不要急著離開，在洗手間裡多逗留一小會兒，坐在馬桶上，鬆鬆腰帶，將兩手相對搓熱，隨後分別摩擦繫腰帶的部位，直到這一部位感覺到發熱為止。

敲敲打打治胃病

「據健保局統計，臺灣每年消耗胃藥超過二十億顆，平均每人每年要吃掉一百顆胃藥！」看見這個新聞，徐小姐不由得苦笑了一下，自己正是這龐大的「胃藥族」一員，她和同事經常開玩笑說，胃藥、錄音筆和相機是記者的「三寶」。

突發的採訪，臨時決定的出差，還有發稿前的熬夜，這些工作漸漸摧毀了徐小姐的胃。

「若是想要完全養好胃，恐怕要等到退休才行了。」徐小姐看看自己包包裡總是隨身攜帶的胃藥，無奈地搖了搖頭。

「如果你也是『胃藥族』的一員，不妨讓我給你開個新的處方吧！」

「不用了。」徐小姐聽聞當即搖了搖頭：「我吃的胃藥已經夠多了，我可不想年紀輕輕就變成藥罐子。」

放心，這個處方不需要妳再多吃任何藥，也不會花費太多的時間。

「胃藥族」的治病良方

處方箋

病情及診斷：

長期生活、飲食不規律引發的胃腸疾病

治療方式：從上到下依次敲打胃經，配合按摩中脘穴、手三里穴、足三里穴。

治療時間：清晨七到九點。

治療時長：五分鐘。

治療頻率：一日一次。

胃經：胃經是從頭部到腳部的一條經絡，敲打時從頭部兩側開始，沿著臉部、頸部正面、胸部、腹部、大腿正面、小腿正面依次向下。

中脘穴：位於人體腹部肚臍和胸部下方連線的中點位置，可治療胃脹、胃痛、噁心、嘔吐等胃部疾病。

手三里穴：位於手臂外側，手肘橫紋往下三指的位置，對於因胃寒而引起的腹痛有良效。

足三里穴：位於膝眼（即膝蓋外側的凹陷處）向下四指的位置，它是最常用的胃病穴，對各種胃腸疾病都有治療作用。

具體操作方法：雙手輕輕握拳，沿著胃經從頭部開始依次向下輕輕敲打，到胸部往下時可適當加大敲打的力度，每日從上到下敲打一到三次。敲打後用指腹按摩中脘穴、手三里穴、足三里穴，每個穴位按揉一分鐘。尋找穴位時，參照穴位所在的位置，用指腹在周圍按揉，感到痠麻的點就是穴位的所在；如果找不到穴位，可以用手掌掌根在穴位附近大範圍按揉，也可發揮出治療的效果。

彈、彈、彈，彈走頭痛

讀了這麼久，聽一個個冷笑話輕鬆一下：

你知道在歷史上哪個人最忙嗎？

答案是：曹操！

因為「說曹操曹操就到」，威風凜凜的曹丞相整日都馬不停蹄地在應召，自然最忙。

在羅貫中的《三國演義》中，大忙人曹操從頭到尾都在為了頭痛這件事而頭痛，在平定袁紹的時候開始頭痛，真正奪權了之後頭痛的症狀更是愈演愈烈，連神醫華佗都沒能根治他的病症，最終一代奸雄死於腦病。

現在，越來越多的人和曹丞相一樣被頭痛所困擾，但是大多數人卻並沒有把它當成一回事，頭痛不嚴重的時候自己忍一忍，嚴重的時候吃顆止痛藥。殊不知頭痛的病因各不相同，若不多加重視，可能會和曹操一樣一生為頭痛所累。

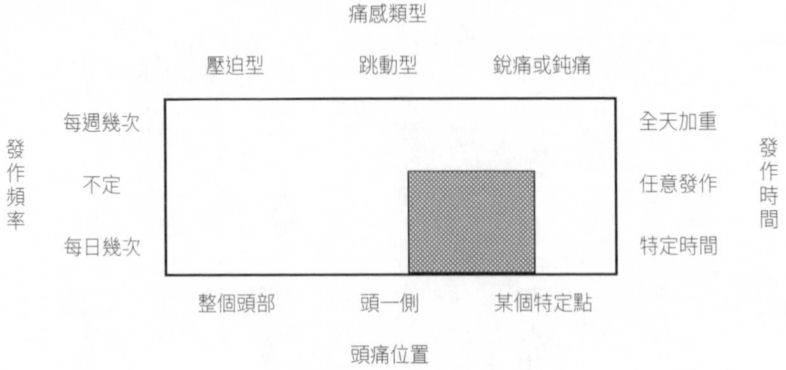

一張圖看清頭痛緊急度

在上圖中找到自己的頭痛位置和痛感類型並連線，同時把自己頭痛的發作頻率和發作時間連線，兩條連線的交點位置就反映了頭痛的緊急程度。若連線的交點越靠近右下角，緊急程度越高；若交點位於右下角陰影所在的位置，則說明你的症狀已經較為危險，需要立即去醫院進行詳細檢查以確認病因。

如果你的頭痛緊急度不高，也不要掉以輕心，除了定期的身體檢查以外，在日常生活中還可以透過一些簡單的方法來緩解頭痛的症狀。在這裡就要介紹一種日常極易操作的頭痛緩解術——鳴天鼓。

鳴天鼓

鳴天鼓是古代流傳下來的一項簡易的養生治病術，最早記載在道士丘處機（沒錯，就是金庸小說中那個路過牛家村的丘處機原型）所著的《頤身集》中。

它的操作方法是雙手手掌掌心緊緊按住耳朵，手掌自然向後輕輕放在腦後枕骨位置上，閉上雙眼，用雙手的食指、中指和無名指分別輕輕彈擊腦後，各彈擊二十次，此時耳中會聽到手指彈擊的咚咚聲，如敲鼓一般，這也正是鳴天鼓的由來。

彈擊時中指所在的位置正好是腦後風池穴，這正是一個治療頭痛的穴位，彈擊後用中指在風池穴上按揉一分鐘，效果更佳。

風池穴位於後頸部，後頭骨下，兩條大筋外緣陷窩中，相當於耳垂齊平。

鳴天鼓操作簡單，隨時隨地都可進行，建議在每天起床後進行操作，長期堅持不但可緩解頭痛頭暈等腦部症狀，還可以養腎健腦。

早晨漱口，牙痛輕鬆除

俗話說「牙痛不是病，痛起來真要命」，那麼牙痛到底有多痛呢？瑞典一位五十一歲囚犯用自己的親身經歷給出了答案。根據美國新聞網站The Huffington Post的報導，瑞典的這名囚犯在獄中患了牙病，他向獄警申請看牙醫，但是無人理會，疼痛難忍之下，這名囚犯策劃了一場越獄，出逃之後第一時間就去看了牙醫，止住疼痛之後又重新回到了監獄自首。

如果世界上有「一千種越獄的理由」的話，因牙痛而越獄這一理由的離奇程度恐怕要名列前茅了。看了瑞典這位囚犯的經歷，你是不是覺得自己的牙又開始痛了呢？除了像這位囚犯一樣排除萬難去看牙醫以外，有沒有什麼簡單便捷的小偏方呢？不要著急，牙痛沒有那麼可怕，只需要每天早上漱漱口就可以搞定它。

牙痛來襲，漱口救急

◆牙痛難忍之時，用自製的漱口液就能夠迅速止痛

方法一：淡鹽水

取一小勺食鹽，放入適量溫開水中配置成淡鹽水，在牙痛時用它來用力漱口數次，可以清除口腔

內殘餘的食物殘渣，同時有發揮消毒殺菌和止痛的作用。

方法二：花椒白酒漱口水

在杯中倒入少量開水，放入花椒，蓋上杯蓋泡幾分鐘，再倒入適量白酒，繼續蓋上杯蓋，待水冷卻之後將花椒過濾掉即可用來漱口，漱口數次之後即可止住牙痛。

此方法主要是利用了花椒的麻醉、止痛、消炎作用，加入白酒可以更利於發揮花椒的作用。

◆藥液漱口治不同類型的牙痛

除了救急的臨時漱口偏方之外，根據自己的牙痛類型配置好中藥漱口方，長期使用可以治療牙周疾病，緩解牙痛。

方法一：若你的牙痛伴有上火的症狀，如牙齦腫脹、牙根痠痛、口臭、咽喉腫痛等，說明你的牙痛是由於胃熱上火引起的，則需用生地、升麻、大黃、丹皮各兩錢配置藥液，加水煎煮後取藥液漱口，也可用露蜂房煎水製成藥液漱口，均可發揮清熱、袪火、止痛的作用。

方法二：如果你的牙齒有鬆動的趨勢，平時還會有頭暈

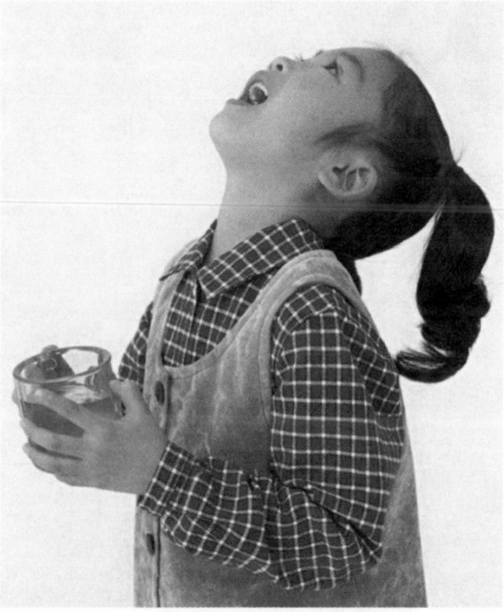

目眩、腰腿痠痛的感覺，說明你的牙痛是由於腎氣不足引起的，應當分別配置兩錢白勺、枸杞、山茱萸、牛膝，一同煎煮成藥液漱口。

方法三：如果你牙齒開始萎縮，同時常覺得氣虛無力，易疲勞，則說明你是因氣血兩虛進而誘發牙痛，可以用白朮、當歸、連翹、黨參各兩錢煎煮成藥液漱口。

方法四：如果你的牙痛是因牙結石引起的，就可以把陳醋當成漱口水，不出幾日就可以溶解結石，緩解牙痛。

註：用來止痛的漱口水不可以長期使用，待牙痛緩解之後就需停止使用。平時可以在刷牙後使用綠茶水來漱口，以發揮護牙防蛀的作用。

「感冒族」的晨起三部曲

一回家，Eric就氣呼呼地把自己扔在了沙發上，白天在談判桌上的情景依然歷歷在目，本來這個專案他是勢在必得的，談判前也著實做了不少工作，本以為勝券在握，沒想到被一個噴嚏給毀了。

早上一起來，Eric就感冒了，頭暈暈沉沉的，一出被窩就接連打了幾個噴嚏，當時他就暗叫不妙，趕緊吃了感冒藥。沒想到在談判的緊要時刻，一個噴嚏還是噴薄而出，接下來形勢可以用急轉直下來形容了。

「這該死的感冒。」想到這裡，Eric不由得在心裡又暗罵了一句。

感冒本不是什麼大病，但是感冒帶來的那些可惡的小症狀實在是煩人無比，輕則破壞心情，重則像Eric一樣影響工作。

要想避免這樣的結果，就要在早上把感冒「關到家裡」，讓它不能影響你的工作和生活。

抗感冒三部曲

第一步：按一按對抗感冒

起床後先進行穴位按摩，透過調節氣血來激發體內的免疫功能，以對抗感冒的侵襲。

◆若得的是風寒感冒，有渾身發冷、打噴嚏、流清涕的症狀，可以按摩肩井穴。

該穴位於肩部乳頭正上方的位置，按摩時先用手指向上提拿該處的皮膚數次，再用手指指腹按揉一分鐘。

◆如果得的是風熱感冒，有頭痛、咽喉腫痛、痰多咳嗽、鼻塞的症狀，可以透過按摩風池穴來緩解。

風池穴位於腦後枕骨下方的凹陷處，將雙手手掌捂住耳朵，手掌與地面平行，此時中指所在的位置就是風池穴的所在，風池穴的按摩也是用指腹按揉一分鐘左右。

第二步：小偏方清除感冒

穴位按摩之後，頭疼頭暈等感冒的症狀會稍有緩解，此時需趁熱打鐵，透過有用的小偏方來進一步治療感冒，因此就要在家裡常備以下偏方裡的食物和藥物。

偏方一：生薑、連根的蔥白、白蘿蔔各適量一同煮水，過濾之後加入紅糖服用。

這個方子有祛風散寒的作用，適用於風寒感冒。

偏方二：金銀花、薄荷、蘆根各適量，一同煎煮過濾後飲用。

這個方子可以清熱解毒，適用於風熱感冒。

第三步：小動作趕走煩人症狀

飲用藥液之後身體已經熱呼呼的了，但是咳嗽、鼻塞等小症狀還是讓人不勝其煩，那就動動手，對症下藥地來趕走它們吧！

◆**咳嗽**：雙手交握，雙手的虎口位置用力互壓，保持一分鐘，若咳嗽嚴重可多做幾次。

◆**鼻塞**：將舌頭頂住上顎，然後用手用力按壓眉間的位置，保持半分鐘左右鼻子就可以通氣。

◆**打噴嚏**：按揉人中和太陽穴的位置，也可在人中和太陽穴上塗抹少量的牙膏，能夠幫助控制噴嚏。

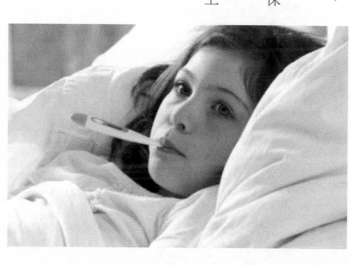

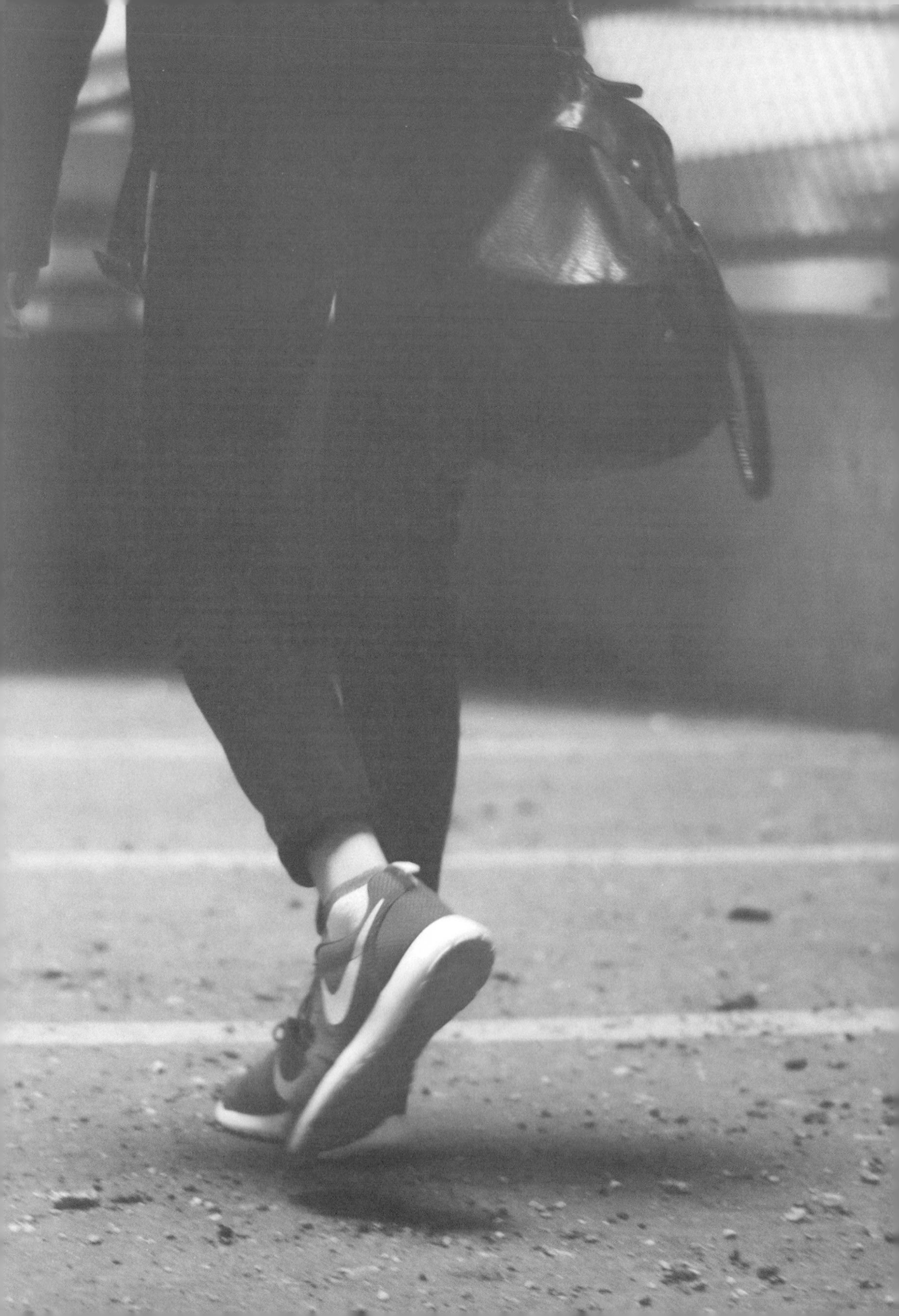

chapter 2

沒時間？在路上養生吧！

你一生有多少時間花在路途上？

從天色漸亮到暮靄沉沉，從青澀少年到白髮蒼蒼，

從腳下故土到他鄉異國，一日又一日，一年又一年……

如果把這些時間全部加起來，將會是多麼龐大的一個數字。

所以，不要再說自己沒時間，把在路上的時間全部利用起來，

健身、減肥、治病、美容，Come On，行動起來吧！

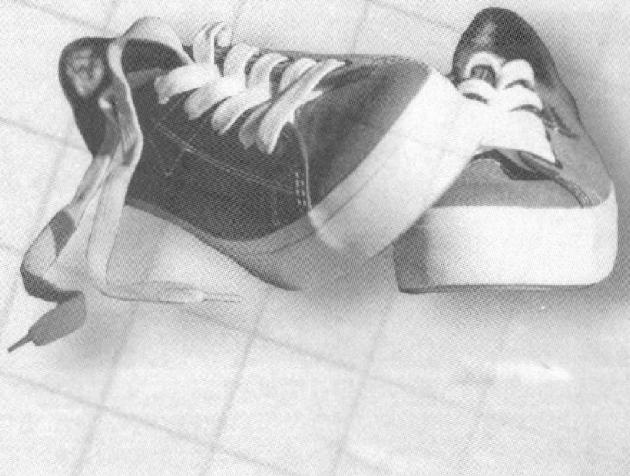

走路姿勢裡的養生祕訣

走路姿勢到底有多重要？最有資格回答這個問題的人應該是兩千多年前的一位燕國少年，為了學習優美的走路姿勢，他不辭辛苦、離鄉背井，隻身前往傳說中人人都走姿優美的趙國都城邯鄲。雖然他最終並沒有得償所願，並且還被後人用「邯鄲學步」這樣的成語不斷恥笑，但是他的想法並沒有錯，一個好的走路姿勢的確可以讓你氣質非凡。

走路姿勢裡的健康密碼

每個人都有自己的走路姿勢，賈伯斯獨特的走路姿勢讓出演電影《賈伯斯》的演員花了三個月才模仿出來，俄羅斯的普廷那象徵性的一搖一擺的走姿，也常常被人們調侃。令人驚奇的是，這些屬於個人走路習慣的背後，都藏著你的健康密碼。

◆低頭含胸或昂首闊步

低頭含胸走路會壓迫胸肺部，使得肺部的呼吸功能減弱，不利於深度呼吸，長期這樣走路會影響心肺功能；昂首闊步的走姿本是有益健康的，但如果長期如此行走會使腳掌受力過度，容易造成關節損傷，或者導致骨骼變形。

◆拖腳走路或踮腳走路

拖著腳走路常是由於過度疲勞或者腿部力量不足所導致，長期拖著腳走會加重骨骼和肌肉負擔，誘發關節疾病；踮腳走路時小腿肌肉用力較多，易導致小腿肌肉疲勞，也易形成小腿粗壯。

◆身體傾斜或高低肩

走路時身體習慣性向一側傾斜或者高低肩會造成該側身體負重過大，長期如此行走會影響脊柱和腰椎的健康。

不妨也學學步

正確的走路姿勢應當是抬頭挺胸，目視前方，雙肩保持水平，雙臂自然擺動。

第一步：抬頭挺胸，保持頭部豎直，頭有微微向上拔的感覺，可以想像自己正像是提線木偶一般，被線牽引著頭部向上。這個姿勢行走有利於頸椎的健康，也有利於身體吸入更多的新鮮空氣。

第二步：保持雙肩水平，對經常背包包的人來說更要特別注意，要避免長期一側負重導致肩部傾斜。這個姿勢有利於保持脊柱的健康。

第三步：利用腰部的力量而不是大腿的力量帶動雙腿向前走，走路時伸直膝蓋，腳跟先著地，隨後整個腳再著地，身體重心也隨之從腳跟到腳尖轉移。這個姿勢有利於緩解長期行走帶來的腿部和足部疲勞，有利於腰椎和腿部關節的健康。

趕走亞健康的花樣走法

開車快到公司的時候，劉小姐不經意地發現人行道上的人似乎是自己的頂頭上司John。「不可能吧？」她揉揉眼，又仔細看了看，可不正是他，以前在公司總是教導大家要抓住每一秒鐘來工作，不要把時間浪費在無聊的事情上，背後被大家叫做「瘋狂的John」的人居然有時間在這裡散步，這真是太陽打從西邊出來了。

到了公司，劉小姐立刻把自己的這個新發現說給同事們聽，可是誰都不肯相信：「妳看錯了吧！平時要看見他發呆都難，怎麼可能是他呢？」

劉小姐並沒有看錯，路邊的人正是John，但他並非是在無所事事地閒逛，前陣子總是精力無限的John突然覺得打不起精神來，晚上也常常失眠，去看了醫生才知道這是亞健康的表現。而散步正是醫生特別針對他開的「處方」，醫生說這是全世界最簡單的治療方法，叫做走路療法。

便捷有效的走路療法

不管你相信還是不相信，對沒時間去健身房的大忙人們來說，走路的確是最好的鍛鍊方式之一。與所有的運動方式一樣，它能夠鍛鍊你的骨骼和肌肉，有利於心肺健康，更特別的是，透過一些獨特的花樣走法，還能夠對症下藥緩解你的亞健康症狀。

◆**快步走**：快步走除了可以鍛鍊你的心肺功能，預防骨質疏鬆等骨骼問題之外，還具有調節血壓、血脂的作用，可以有效防治高血壓、高血脂、心臟病等心血管疾病。

快步走的頻率應當是每分鐘一百二十步到一百五十步之間，每天只需堅持五到十分鐘的快步走就可以收到良好的健身效果。

◆**扭著走**：扭著走是指一邊走路一邊扭腰的走法，它看起來有點像是競走，扭著走可以發揮按摩內臟器官的功效，特別有助於防治胃腸疾病，緩解便祕、食慾不振、噁心等胃腸道症狀，同時扭著走還有緩解腰椎疲勞的功效。

◆**倒著走**：在平坦空曠的地方倒著走是最有效的「行走精神治療法」，倒著走時大腦必須高度集中注意力才可以保持身體平衡，因此倒著走可以發揮到鍛鍊大腦的作用。

對大忙人們來說，每天只需要抽出兩到三分鐘的時間倒著走，就可以改善失眠、神經衰弱、記憶力減退等症狀。

◆**大擺臂走**：在走路時雙臂大幅度的擺動，可以運動到疲勞的肩部，緩解肩周炎引起的肩部不適，若是有隨身背包，可以透過甩背包來大擺臂走，效果更佳。

◆**內八字走**：內八字的走路姿勢十分不雅觀，長期內八字行走也不利於骨骼健康，但是在感到疲勞時若能抽出幾分鐘的時間用內八字的姿勢走一走可以有效地消除疲勞。

在樓梯間裡搞定心臟問題

每年二月，在紐約的帝國大廈裡都會舉辦一場特殊的比賽——爬樓梯大賽，來自世界各地的選手要一同挑戰高達八十六層的帝國大廈裡的一千五百七十六級臺階。對總是忙得焦頭爛額，沒時間跑健身房的人來說，利用樓梯這種隨處可見的設施來運動自然十分便捷，因此，爬樓梯這項時髦的運動獲得了越來越多人的青睞，爬樓梯比賽也應運而生。

可是你知道嗎？爬樓梯的好處不僅僅是強身健體這麼簡單，在樓梯間裡還藏著很多與心臟有關的小祕密。

樓梯間裡的「心」祕密

祕密一：心臟好不好，樓梯知道

你的心臟還健康嗎？除了例行的體檢以外，在樓梯間裡也能找到這個問題的答案，現在就一起來測一測吧！

在平靜的狀態下按照自己平常的習慣上樓梯，注意觀察自己的呼吸和心跳，如果能夠輕鬆爬到四層樓梯以上，說明你的心臟十分健康；如果在爬到二到三層左右時就覺得心跳加快，開始喘氣，說明你的心臟已經處於亞健康狀況了，需要在日常特別注意自己的心臟健康；若是在兩層以下就有呼吸急促、氣短的情況，就說明你的心臟健康情況較差，平時要注意定期進行體檢，隨時關注自己的心臟健康；若是在爬兩層以下樓梯時會出現胸悶、胸痛、呼吸困難的情況，且需要十分鐘左右才可緩解，則說明你的心臟健康情況極差，需要去醫院進一步確認自己的心臟狀況。

祕密二：如何上樓梯，聽心臟的

都說爬樓梯可以加快血液循環，增強心臟活力，可是到底怎麼爬才是最科學的「護心」爬法呢？

在爬樓梯前，先給自己的心臟做個準備活動，用嘴用力地快速深呼吸數次，就像是喘氣一樣，使心血管系統先適應了爬樓梯時心跳加快、氣喘的反應；爬樓梯後則要透過鼻腔緩慢地進行深呼吸來使自己的心臟恢復正常狀況。

在爬樓梯的過程中，要隨時關注自己的心臟狀況，對上面測試中心臟處於健康和亞健康狀態的人來說，可以爬到自己心跳微微加快，略有喘氣為止；對心臟狀況較差的人來說，則要注意避免出現氣喘、呼吸困難的情況，最初鍛鍊可以從一層樓梯開始，循序漸進地增加，不可以急於求成。

祕密三：和心臟一起進階爬樓梯

在你的心臟習慣了正常的爬樓梯之後，就可以在樓梯間裡玩一些花樣來進一步增強心臟健康了。

比如，一次走兩個臺階，或者在樓梯上跑一跑，雙腳跳、單腳跳等，這些進階的樓梯運動可以幫你在更短的時間內增加身體的吸氧量，達到鍛鍊心肺系統的作用，非常適用於總是把沒時間掛在口頭上的大忙人。

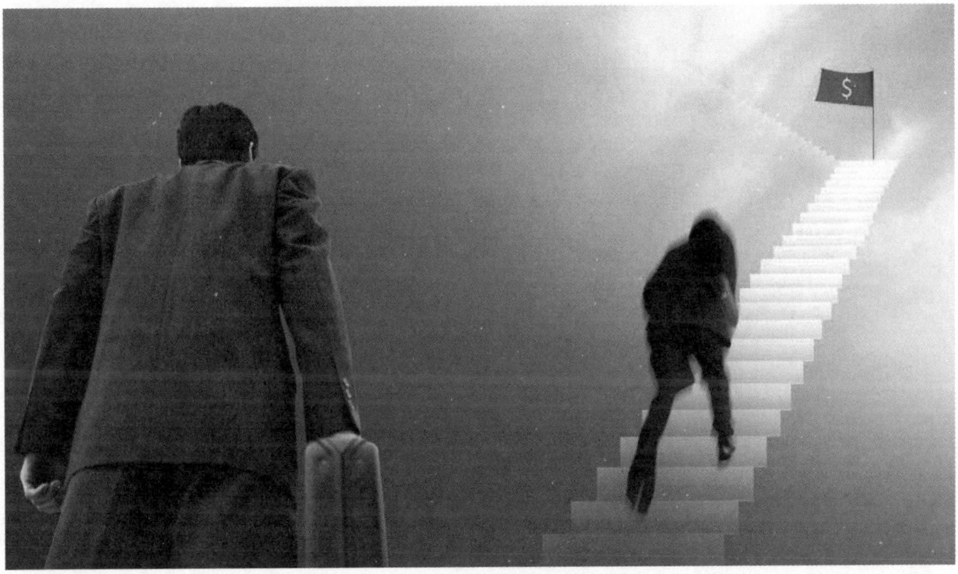

月臺上的私密「肛」療

「最近我發現了作家海明威的一個祕密。」跟女友聊天時梁編輯不經意地說道。

「哦？有什麼內幕消息？」女友一聽，立刻眼睛放光。

「他不是總喜歡站著寫作嗎？我發現原因並不是他說的效率高那麼簡單，也許還有別的什麼……」

「別吊胃口了，快說吧！」

「痔瘡。」梁編輯輕輕地吐出兩個字。

「痔——瘡？」女友露出不可思議的神色來。

「沒錯，我查了，海明威得過痔瘡，可能他是坐臥難安，才不得不站著工作的吧！」

「如此感同身受，難道你也……」女友狐疑地看著梁編輯。

梁編輯苦笑著點點頭。

這些天來，他正被這說不出口的痔瘡給折磨得不成人形，偏偏自己這工作一坐下來就忙得沒時間起來，所以才會有這樣的感觸。

沒錯，被痔瘡所困擾的確苦不堪言，但它並不可怕，白天沒時間也沒關係，只需在早上等車時動一動就能搞定它。

私密「肛」療，趕走痔瘡

祕訣一：提肛運動

提肛運動是最有效的預防和治療痔瘡的方法之一，它能夠活動肛門括約肌，促進血液循環。在等車時不論是站立還是坐著都可以坐提肛運動，首先全身放鬆，大腿收緊，隨後深呼吸，吸氣時將肛門用力向上提起，同時要注意用舌尖頂住上顎，提肛後屏住呼吸，停留三到五秒，再輕輕呼氣，全身放鬆。

每天在等車時根據自己的時間重複以上的動作十到三十次，就可以改善你坐臥難安的症狀了。

祕訣二：用腳尖走一走

在等車時你是不是也經常百無聊賴地在月臺上走來走去呢？那就輕輕地踮起你的腳尖吧！用腳尖在月臺上走一圈不但能緩解你等車時的焦躁情緒，還能夠收緊肛門括約肌，對久坐一族來說是防治痔瘡的良方。

在踮腳尖走時若是能夠結合上面提到的呼吸提肛法，則效果更佳哦！

祕訣三：按一按孔最穴

你在等車的時候不願意動，那也沒關係，不妨隨手來按一按治療痔瘡的穴位——孔最穴。每天堅持用大拇指按揉孔最穴三、五分鐘，就可以幫你解除痔瘡的困擾了。

孔最穴位於手臂內側手腕橫紋上七寸的位置，不用擔心找不到它，你只要沿著食指根部從手腕橫紋處向上量大約七指的位置即可。若是你正在飽受痔瘡的折磨，那麼只要在附近輕輕按揉一下，最痛的點就是孔最穴了。

如果你和梁編輯一樣，正為久治不癒的痔瘡所苦，不妨在等車時試一試，至於效果，我只能說誰試誰知道！

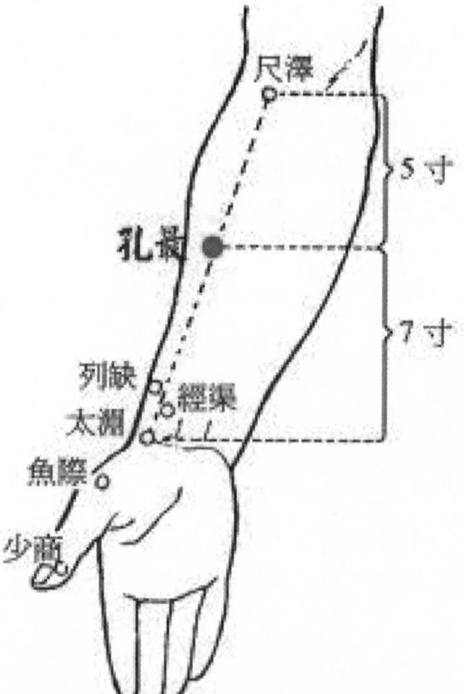

轉轉眼睛就能緩解眼病

你知道當初選黎明拍電影《梅蘭芳》時最受爭議的什麼嗎？不是扮相，不是唱腔，而是眼神！為了練就傳說中梅大老闆的四十八式勾魂眼，黎明每天都用梅派的「轉眼」法來練習，想要練出梅蘭芳般深邃的眼神。

事實上，這神祕的「轉眼」法最初是道家用來護眼的，後來人們發現練習這「轉眼」法不但能醫治眼病，還能讓眼睛更靈活、更有神，所以很多戲劇名角都開始用這個方法來練習眼神，梅蘭芳正是其中的一位。

對大忙人們來說，轉眼花的時間不多，卻能有效地刺激眼部經絡，幫你保護疲勞的雙眼，再加上它還有修練眼神的附加效果，常練習可以讓你眼睛清亮有神，可謂是好處多多。

學一學「轉眼」功

◆閉目轉眼法：輕輕閉上雙眼，閉目養神五到十秒鐘，然後將眼珠用力向眼眶的左邊轉，到達最左邊時保持一到三秒鐘，隨後向上轉，同樣保持一到三秒，接著向右旋轉，保持一到三秒，最後向下轉，保持一到三秒。如此順時針轉一圈後再依照以上的方式逆時針再轉一圈，隨後再快速地旋轉雙眼，順時針和逆時針各三次。

◆眨眼法：睜開雙眼，輕輕眨眨眼睛，再閉上雙眼閉目養神三到五秒鐘，迅速將眼睛瞪大，再次重複眨眼、閉目、睜眼的過程，重複三到五次。

◆睜眼轉眼法：睜開雙眼，與閉目轉眼法一樣分別依照順時針和逆時針的順序轉數次眼睛。但與閉目轉眼不同的是，睜眼轉時可以尋找參照物來轉眼，如眼珠向左轉時要保持頭部豎直，然後用力看自己視野內最左邊的景物，以此類推轉眼數次。

◆遠眺法：向自己視力所及範圍內的最遠處看，看得越遠越好，隨後停留片刻，目光逐漸近移，可以選擇特定距離的景物做為參照物。也可以選擇移動的物體做為參照物，目光隨著它移動，如天上飛的小鳥、行駛的汽車等。

註：在目光移動時盡量保持頭部豎直，透過眼睛轉動來追隨，以達到緩解眼部疲勞的作用。

至於要在什麼時候練習轉眼最好，那當然是在百無聊賴的等車時候了，不用擔心隔壁坐的同事以為你在翻白眼，也不用擔心突然出現的老闆以為你在打盹，更不用擔心浪費你寶貴的時間。最特別的是，在月臺上還有身材姣好的美女背影可以當作參照物，但是不要說我沒有警告你，在把美女當成參照物時一定要矜持一點，不然可能會被當成電車癡漢（註）哦！

註：癡漢原為日文，其發音為chikan，指有出現色狼行為之人的意思。

「東張西望」護頸椎

「看，男神！」兩個背著書包的少女看著月臺上前方Eric的背影偷偷地談論著，「身材perfect，品味perfect！」

「長相也perfect，我剛才悄悄溜到前面偷瞄了一眼。」另一個女孩也湊了過來，她們一起傾慕地看著Eric。突然前面的Eric開始搖頭晃腦起來，只見他一會兒東看看，一會兒西瞅瞅，一會兒抬頭望望天，一會兒低頭看看腳下。

「他在做什麼？」

「誰知道呢？真是的，一點也不穩重，氣質零分！」少女氣呼呼地說，「妳看，那邊那個灰衣服的好像看起來更讚，我們過去看看。」說著，她們又一窩蜂地走開了。

Eric還在月臺上專心致志地「東張西望」著，一點也不知道自己剛剛從「男神」的隊伍裡脫離了出來，此刻他正在做一件更重要的事——保養頸椎。

沒錯，像Eric一樣在等車的時候東張西望可以趕走你的頸椎問題。

怎麼？你已經開始張望了？這可不是隨便張望就有效的，還是先看看具體操作方法吧！

護頸基本操

首先，保持頭部豎直，深呼吸數次，然後將頭緩緩仰起，直到將頭仰到最大角度為止，此時眼睛盯住天空的某一目標物，停留三到五秒鐘；繼續保持仰頭的姿勢，將頭部緩緩地向左旋轉，轉到最左側為止，停留三到五秒；隨後依照此法將頭仰著轉向右側，停留三到五秒。

接著，頭部恢復豎直，頭部向左側旋轉，眼睛看向左側右方的最遠處，停留三到五秒；隨後向右側旋轉，同樣停留三到五秒。

最後，緩緩低下頭，向下拉伸頸椎，眼睛盯著腳下的目標物停留三到五秒，再保持低頭的狀態下將頭向左側和右側旋轉，分別停留三到五秒。

活動後用雙手輕輕從上到下按摩頸部，先按摩中間再按摩兩側的肌肉，從上到下依次按摩三次。

護頸進階操

◆若你覺得在等車時，東張西望地做頸椎運動很無聊，也可以讓它變得更有趣一些，你可以用自己的頭來練字。你可以將自己想像成為肆意揮毫潑墨的大書法家，正在用頭創作一幅傳世的字帖，你可以用頭寫自己喜歡的詩詞、歌詞、箴言，甚至自己年少時曾經偷偷喜歡過的人的名字；至於字體，可以寫楷書、隸書甚至狂草，不論是顏體、柳體還是趙體，哪怕是自己的創作體都可以，只要依照筆劃用頭寫出即可。

◆若是你不知道該寫什麼字好，那我有幾個建議哦，米、永、來、乂都是可以各個角度活動頸椎的選擇。

現在，你也可以像Eric一樣在月臺上搖頭晃腦地來護頸椎了，還等什麼？趕緊動起來吧！

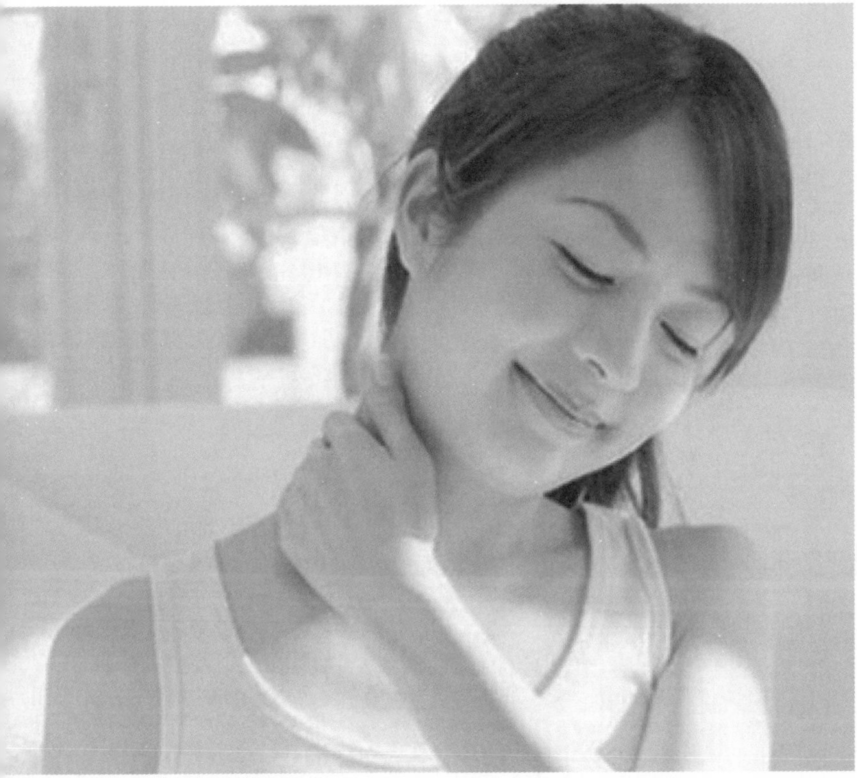

腳跟踮一踮，好「腎」跑不了

阿齊在等車處的角落裡站定，四處張望了一下，見沒有認識的人，便深呼吸了一下，然後認真地踮起了腳。

「嘿，你小子在做什麼，吃了含笑半步癲嗎？」突然有人用拳頭在背後捅了阿齊一下子，阿齊一回頭，原來是自己的老同學。「每次聚會你總推說自己有事不來，沒想到在這裡被我逮了個正著吧？」老同學一邊笑著一邊推了他一把。

「沒有，是真忙……」阿齊趕緊解釋，可是話還沒說完就又被老同學打斷了。

「忙忙忙，現在誰不忙，我看你還不夠忙，還有空在這裡踮腳。」說著，老同學學著阿齊剛才的樣子踮了踮腳。

「哦，這個啊，」阿齊說著把頭湊近同學的耳朵：「別看這動作怪異，它可是能補腎的。」說著，阿齊又給老同學演示了起來——

首先，要把身體站直，雙腳自然分開，大約和肩一樣寬即可，雙手自然下垂，調整一下呼吸，讓呼吸平穩，具體方法是先深深吸一口氣，然後保持三秒左右，再將嘴微微張開，將氣慢慢呼出，如此重複深呼吸三到五次。

接著，將雙手搓熱，雙手插腰，四指放在腰後，直到後腰感覺到雙手的熱度，使其溫熱起來為止。接下來就可以踮腳了，用力踮起腳跟，用腳尖站立，保持三到五秒鐘，再輕輕放下腳跟，注意放下時足部不要用力，而是讓身體完全依靠重力自由落體向下，讓地面拍打腳跟，接著再次踮起腳跟，保持三到五秒，如此反覆三分鐘左右；隨後加快踮腳的速度，再如此踮腳兩分鐘左右。最後，再調整一下呼吸就可以了。

「如果還有時間的話，可以在踮完腳以後用雙手在後腰的位置以及腰後脊柱上按摩一下，這附近分布著腎俞穴和命門穴，按摩它們對『腎』健康也是大有裨益的。」

「這個……有點太玄了吧？」阿齊的老同學還是有些不相信。

「這是一個老中醫教我的，他說在古代這個叫敦踵，透過踮腳尖和拍打腳後跟可以刺激位於腳底的腎經，所以能補腎，這也算一種便捷的足療法了。」阿齊解釋道。

見阿齊如此解釋，老同學才有點相信，他也學著阿齊的樣子踮起腳來，可是不一會兒他就開始連聲叫苦：「腳後跟好痛，小腿也踮得痠，不會把腿給踮壞了吧？」

「沒關係，這都是正常現象，我剛開始也這樣，老中醫說這正是刺激腎經的正常反應，只要堅持鍛鍊，這些現象都會消失的。」

「可是，這種鍛鍊不太雅觀啊！」老同學還是有些為難。

「所以我每次都是在等車處找角落的地方來練，沒想到還是被你發現了。」阿齊笑起來：「你也可以不用踮那麼快，就不會那麼顯眼了，再說了，健康第一。」

「對，健康第一。」老同學點點頭。

公車族的「三一五」保健法

你觀察過嗎？大家坐公車時都在做什麼呢？文藝青年們正帶著耳機，聽著曲子，看著窗外的風景；Geek們正一門心思撲在手機上，努力攻克遊戲裡的難關，連頭都顧不上抬；青春無敵的少男少女正七嘴八舌地討論著昨晚的日劇。至於你呢？在回一封重要的郵件，或者整理自己的schedule，又或者在預演今天會議上要做的報告，在忙碌的空檔裡你抬起頭，四處張望一下，覺得似乎除了自己大家都在浪費著寶貴的時間。

「難道沒有更重要的事可做嗎？」你真想問問公車裡的其他人。

我卻想問問你：「難道除了永無止境的工作以外，就沒有更重要的事可做了嗎？」工作狂們，在公車上就暫時地放下工作吧！用幾分鐘的時間給身體充充電難道不比回一封郵件更重要嗎？

公車裡的「三一五時間」

◆三分鐘：閉目養神

對終日辛勞的用腦族們來說，三分鐘的閉目養神是十分簡便易行的健腦法，在此時大腦能夠排除外界的干擾，獲得短暫的休息。不要小看這幾分鐘的休息，它能夠幫你緩解疲勞，激發大腦潛能。

閉目養神時要盡量排除雜念，尤其是不要想和工作有關的事，最好能達到「腦袋空空」的狀態，若是無法做到完全排除雜念，也可以集中精力來默唸一首自己熟悉的長詩，或者在腦中默唱一首自己喜歡的歌，來達到集中精神的目的。

◆一分鐘：按摩腰

對大忙人們來說，久坐久站引發的腰、腿問題十分嚴重，再加上長期精力透支又會影響自己的精神狀況，這些都可以透過簡單的按摩腰部動作來緩解。

先將雙手搓熱，再將雙手放在後腰上上下摩擦一分鐘，這時腰部也會變熱。透過摩腰可以緩解腰部疲勞，提升陽氣，振奮精神，特別適合在上班前的公車上來進行鍛鍊。

註：摩腰最好是用雙手直接接觸後腰的皮膚，或者隔著一層內衣來進行。

◆五分鐘：轉手轉腳

手腕和腳腕是人體內奇經八脈的聚集處，常轉轉手腕和腳腕除了可以預防滑鼠手等疲勞綜合症之外，還可以刺激經絡，保持體內氣血暢通，從而達到強身健體的目的。對沒時間保養的OL們來說，轉手轉腳不但可以幫妳改善手腳冰涼、手腳痠麻等常見的「女人」問題，還有美容的功效。轉手轉腳轉出來的充足氣血會讓妳臉色如華，天天都有滿滿的好氣色。

在公車上練「站樁」

「站樁？這是什麼玩意兒？」看到這個標題，相信大多數人跟你一樣在心裡首先冒出的就是這句話，你打開手機上網一查，就會看見這樣的定義：「站樁，又叫坐馬，是中國武術的練習之法，它主要練習股四頭肌、腓腸肌等腿部肌肉，以達致身體平衡。」

「搞什麼啊，讓我在公車上練武術？太異想天開了，招式一擺出來肯定就會被大家當成神經病。」現在你一定是這樣想的。

沒錯，就是要叫你在公車上練武術！至於招式，難道你沒有聽說過無招勝有招嗎？這裡要教你的，就是無招勝有招的站樁健身法，這個方法是專門為公車族的你量身訂製的哦！

站樁——公車上的武術招式

這個站樁的方法是從太極拳中的「無極樁」演變而來的。

首先是預備姿勢：身體自然站立，雙腳自然分開，大約與肩同寬即可，頭部保持挺直，雙目自然下垂或者正視前方，雙手自然下垂，放在身體兩側，全身放鬆後，將舌尖頂著下顎。

預備姿勢最好在公車停穩時或者平穩運行時進行。

接著就是改良過的站樁式：調整自身的呼吸，將雙腿微微的彎曲即可，把身體的重心向下放，想像一下自己正背負著千金重擔，將雙腳穩穩地壓站在公車上，保持平衡。

站樁式也適合在公車平穩運行時練習，最初開始練習時最好是用一隻手握著公車上的扶手，以免重心不穩摔倒。

在一段時間的站樁練習之後，就可以在公車變速前行或者進站、出站時進行演變式的練習了：保持雙腿微微彎曲，重心下移的站樁式，同時隨著公車的移動，不斷調整重心，以保持平衡。

可以透過手插腰或者將手背在身後等姿勢，來增加自己的平衡性。在練習時要將自己的注意力全部集中在雙腳上，凝神靜氣，不論是轉彎、急剎車還是變速都要透過調整腰部和腿部來保持平衡。

若是你覺得這樣練還不夠過癮，那麼還可以加大難度，練習單腳樁：將一隻腳微微抬離地，把重心放在另一隻腳上，用它來保持平衡，隨後雙腳交替，練習時要一隻手扶著扶手來做好安全措施。

怎麼樣，這種簡單又有效的公車健身法不錯吧？正如網路上所說，練習站樁可以活動腿部眾多肌肉群，增強腿部力量，對整天坐著忙個不停的你來說，是十分有益的，快來試試吧！

擠車擠走頸肩病

還是那個問題：「在公車你能做什麼？」

如果你也是熱門路線上趕公車的一員，那麼相信這次你的回答將是：「Nothing！」

沒錯，只要在上下班的高峰時段坐過熱門路線的公車就知道，在那擁擠的車廂裡能找到自己的一席之地就算是謝天謝地了，想要坐著練什麼「三一五」保健法或者悠閒地站著練站樁，簡直就是異想天開。

不過別灰心，就算沒座位，在擁擠的車廂裡也同樣可以做身體保養操。

頸肩保養操

第一步：轉肩操

一、先用左手拉著公車頂部的拉環或者扶手，保持身體豎直。

二、保持左手和左肩不動，右肩用力向左轉，右手用力向身體後背勾，眼睛往後方看，到達極致時保持五秒鐘。

三、鬆開右手和右肩，用肩部帶動甩動右手臂，到右肩放鬆為止。

四、換右手拉住拉環或者扶手，左肩旋轉，左手向背後勾，保持五秒鐘。

五、鬆開左手和左肩，甩動左手臂，全身放鬆。

第二步：拉肩操

一、左右兩手都向上伸直拉住扶手或者拉環，盡量拉伸頸肩，保持一分鐘。

二、一隻手拉住拉環或者扶手，身體適當傾斜，拉伸該側的頸肩，保持一分鐘。

三、換另一隻手拉伸另一側的頸肩，保持一分鐘。

四、活動雙手手臂和肩部，使身體放鬆。

第三步：縮肩操

一、全身放鬆，輕輕甩一甩雙臂。

二、雙手在背後握住，雙肩用力向後縮，縮到極致時保持十到二十秒鐘。

三、雙手鬆開，輕輕旋轉雙肩以放鬆身體。

四、雙肩用力向前縮，縮到極致時保持十到二十秒鐘。

五、再次旋轉雙肩以放鬆身體。

六、重複以上步驟三到五次。

第四步：聳肩操

一、雙手自然下垂，身體保持豎直。

二、將一側肩膀使勁向上聳，聳肩十到二十次後轉轉該側肩膀，甩甩該側手臂以放鬆身體。

三、換另一側肩膀，同樣聳肩十到二十次，隨後甩手轉肩放鬆身體。

四、兩側肩膀同時聳肩，十到二十次，聳肩後放鬆身體。

當然，要想完整地練完這一整套的頸肩操，需要你在擁擠的車廂裡找到一個合適的位置，一伸手就能拉到車頂拉環或者扶手，若是沒能找到也沒有關係，只做後兩節也可發揮到緩解頸肩疲勞，消除頸肩疾病的作用。

用好你的「單車」醫師

「嗨，忙得停不下來的大忙人，我是你的私人單車小醫師，我不需要你付昂貴的診金，也不需要你提前預約，只要你願意，隨時隨地我都可以為你服務，你要做的就是在繁忙得工作空檔裡，在上下班的途中，或者在休假的時候，抽出一點點的時間來跟我相處，我就會把健康回報給你了。」

「單車」醫師辨證論治

◆如果你想要鍛鍊頸椎

就選擇越野車，它的車座和車把的角度在七十度左右，在騎行時頭部和頸部會不由自主地向後用力，與我們平時低頭工作時的用力方向正好相反，可以有效地緩解頸椎疲勞。

在騎越野車時雙手握在車把上，然後有意地將身體向下壓平，將頭仰起，騎行要選擇平地為主的地方進行鍛鍊。

◆如果你想要鍛鍊心臟

變速騎單車可以增強心臟活力，首先快速騎行五分鐘左右，呼吸略微變快時再降低速度，慢慢騎行五分鐘，在慢速騎行時要注意調整呼吸，待呼吸逐漸平穩時再加快騎行速度，快速騎行五分鐘，如此重複變速騎行可以增強心臟功能。

◆如果你想要增強心肺功能

不妨採取有氧騎車法，選擇較為平坦的地方，以中速偏快速的速度騎行，時間在二十分鐘左右。運動是否有效的標準是騎行後的心跳次數要達到「最大心跳次數」的百分之六十到八十。

你可以自己數一下心跳次數，有條件的話也可以配備一個隨身心跳次數計算儀，或者使用智慧手機上下載的心跳次數測試軟體來進行測試。

最大心跳次數（次／分鐘）＝（二百二十）減（你的年齡）

◆如果你想要減肥

在有氧騎行的基礎上，增加騎行的時間，一般以中速騎行半小時以上為宜。

◆如果你想要鍛鍊自己的腰腹部

在騎行時微微抬起自己的臀部，使臀部離開自己車座，但是要注意不要站直身體，而是用腰腹部的力量來維持騎行的姿勢，同時繼續騎行。

採用這個姿勢可以運動到平時較難運動到的腰腹部肌肉，同時提高身體的平衡能力。

◆如果你想要鍛鍊自己的腿部肌肉

選擇路況較為複雜的道路，透過上坡、下坡、轉彎等不同的路況來對腿部進行力量訓練，可以發揮到運動腿部肌肉、雕塑腿型的效果。

怎麼樣，用「單車」醫師來幫你保持健康是不是方便省時而且划算呢？你準備好了嗎？Come On！一起來騎單車做運動吧！

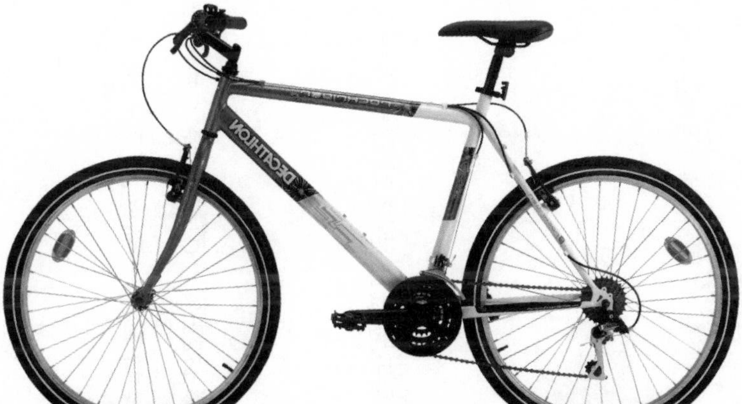

從頭到腳：開車族的健康建議

曼妮在早上七點三十分準時出了門，她從車庫裡把自己的愛車開了出來，打開廣播，一邊聽著新聞一邊上了路，一切都和往常一樣，可是突然眼前一片模糊，頭也開始發暈，她趕緊把車停到路邊，揉了揉眼睛，前方的景物又重新清晰了起來。

曼妮搖搖頭，懷疑自己剛才是不是出現了幻覺。

其實，曼妮的眼睛出現的症狀並不是幻覺，而是開車時間過長之後由於眼睛疲勞而出現的症狀。除了這一症狀外，開車族還容易出現頭暈、腰痛、腿痠等健康問題。

從頭到腳關愛開車族健康

◆頭

由於車內氣體污染以及封閉環境缺氧，很容易導致頭暈、頭痛、腦脹等頭部不適症狀。

緩解這種不適症狀的方法是多開窗、少開冷氣，尤其是新車，一定要注意通風，也可以用下一節（改善車內微環境）中的方法。

◆眼睛

開車時由於長期集中注意力盯著前方，很容易產生視覺疲勞，出現眼前模糊、物體晃動以及眼疲、眼脹、眼痛等問題。

解決方法是見縫插針地眨眨眼、閉閉眼，在塞車和等紅燈的時候讓自己的眼睛休息一下。也可以在塞車時用雙手的手指刮刮眼眶，再用大拇指和食指用力捏按一會兒眼睛內側的鼻子，按得越深越好，最後按摩一下太陽穴，刺激一下眼周圍的血液循環，可以幫助你緩解視覺疲勞的問題。

◆脖子

開車時由於長期採用同一個坐姿，很容易出現頸椎痠麻、肩痠痛等頸肩問題。

最簡單的解決方法就是在車停下來時東張西望一下，再動動身體，換換坐姿。

還可以使用仰頭法來緩解一下：身體向前，將雙手搓熱放在頸部，用力向後仰頭，一直仰到極限位置為止，停留幾秒鐘，再重複幾次。

註：最開始使用仰頭法時可能會出現頭暈目眩的症狀，因此一定要控制好時間，避免需要啟動車時還不能即時恢復哦。

◆腰

腰酸背痛是開車族常見的健康問題，因此在開車時一定要注意保持最有利於腰部健康的坐姿。將椅背略向後靠，在腰部墊一個符合自己生理曲線的靠墊來支撐腰部，再調整一下座椅高度，維持開車時肘關節自然呈五十～六十度角彎曲。

◆腿、腳

開車時腿、腳長期處於緊張狀態，再加上長期開冷氣，很容易造成膝關節和踝關節的問題。你可以在開冷氣時在膝蓋上蓋一個小蓋被，保護一下脆弱的膝關節，也可以在等紅燈時在車內模擬一下原地跑的步伐，悄悄地活動一下腿部，改善腿部血液循環。

改善車內微環境

一大早，李先生就興奮得睡不著了，昨天休假的時候他剛剛去買了輛新車，終於把剛工作時買的那輛二手車給淘汰掉了。他隨便吃了幾口飯，就披上衣服開車出門了，今天他想開著新車先兜一圈再去上班。

「每天早出晚歸，辛苦的工作是為了什麼，不就是為了這一刻嗎？」李先生暗想道：「這車太棒了，美中不足的就是車裡味道有點重，不過新車哪會沒有異味呢？這點小缺點無傷大雅了。」李先生打開音樂，開車出門了。

李先生也許並不知道，這些在他看來無傷大雅的車內「小毛病」正在侵害著他的健康，異味、輻射、灰塵……若不加重視，每一樣都可能引發大疾病，咳嗽、哮喘、肺病甚至癌症都有可能應運而生。

「可是這又有什麼辦法呢？總不能不開車吧？騎單車倒是綠色健康，可是工作這麼忙，天天騎單車上下班也不行，有沒有什麼小竅門呢？」李先生無奈地問。

竅門當然有，但它可能需要花費你一點點時間和精力，當然，與健康比起來，這點付出實在是微不足道。

改善車內微環境三大竅門

竅門一：天然的空氣清新劑

你可以買一些檸檬放在車內，還可以把吃過的檸檬皮放在冷氣口，也可以發揮到清潔空氣的作用。此外，鳳梨、橘子、柳丁、柚子等氣味清新的水果，甚至是洋蔥、陳醋等氣味較大的食物，也能發揮類似的作用。

註：天然的空氣清新劑隨手可得，而且安全有效，但要注意經常更換以保持吸味效果。

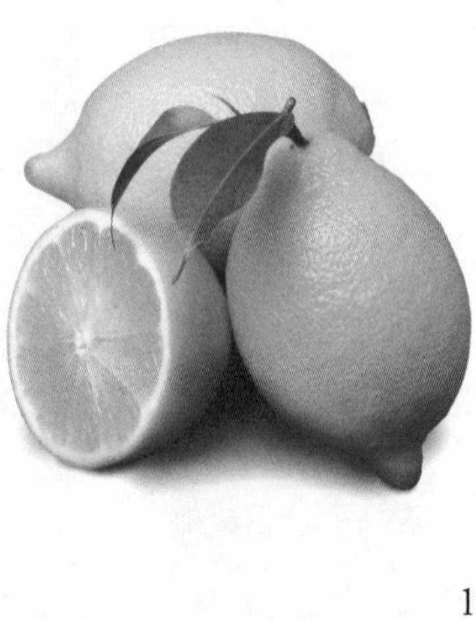

竅門二：用好綠植

一些綠色植物也具有吸收異味和輻射的作用，在車內放一小盆可以清潔空氣，而且當你在開車疲勞時看一眼綠油油的植物，也可以發揮出一點緩解眼睛疲勞的作用。

具有環保作用的綠植有吊蘭、蘆薈、仙人球、常春藤等，買些綠植的小盆景來佈置一下自己的愛車，可謂是情趣、健康兩不誤。

竅門三：按摩不可少

除了從外部改善車內環境以外，我們還可以從增強自身的抵抗力入手，經常進行有針對性的按摩來促進血液循環，發揮排毒清毒的作用。

按摩時雙手放在腋下，順著肋骨的方向一同推向胸前位置，當雙手碰到時再原路推回，如此反覆數次，可以發揮出激發肝臟活力、促進排毒的作用。

你可以在每天開車前花幾分鐘的時間來按摩一下，也可以在等紅燈或者塞車時進行按摩，讓自己離健康更近一點。

開車必備：一分鐘「紅燈操」

「紅燈，又是紅燈！大好的人生就在等紅燈中浪費了！」早上一出門，蔡先生就非常生氣，這幾天整組人都在趕一個重要的Case，昨晚大家加班到半夜，早上起來本就頭昏腦脹的，又遇上這一路紅燈，蔡先生心裡十分不爽，他手指敲打著方向盤，眼睛緊緊地盯著信號燈，這一刻，真的可以說是度「秒」如年。

其實在這等紅燈的一分鐘裡，蔡先生完全可以做一點別的事，比如做一下「紅燈操」，這樣既可以調節焦躁情緒，又可以緩解壓力，保養身體，放鬆身心，在繁忙中獲得片刻的輕鬆。

「紅燈操」學起來

◆**搖搖頭**：把身體坐正，將腰挺直，眼睛看著前方，挺胸收腹，順時針搖頭十次，深呼吸，再逆時針搖頭十次。這個動作能緩解開車族的頭頸部疲勞。

◆**摩摩頸**：雙手摩擦，搓熱後放在頸後摩擦，直到頸部變熱為止。這個動作能促進頸部氣血流通，預防開車族和坐班族容易出現的頸椎病。

◆**捏捏鼻**：用右手拇指和食指從眼眶內側的位置捏住鼻樑，用力向上提拉五次，再用力向下按揉十次。眼角內側是人體「睛明穴」所在的位置，顧名思義，按揉這個位置可以讓眼睛更明亮，也有消除眼部疲勞的作用。

◆拉拉背：坐直身體，用雙手抓住汽車座椅的椅背，將胸部用力向前上方頂出，以達到拉伸背部的作用，達到最大拉伸效果時可以停留幾秒。如此拉伸數次可以改善開車族的腰痠背痛問題。

◆轉轉腰：身體坐直，向左側轉腰，右手放在方向盤上，左手抓住座椅椅背，停留數秒，再向左側轉腰，左手放在方向盤上，右手抓住座椅椅背，停留數秒。這一動作可以緩解腰部疲勞。

◆動動手：雙手搓熱，空握拳十次，隨後十指交叉，轉動手腕數次，最後搓熱手心，模仿洗手的動作雙手互相搓揉，有溫熱感即可。這個動作可以預防滑鼠手等辦公室綜合症，也可以緩解手部疲勞。

在做紅燈操時也可以放輕音樂，這樣更有助於身心放鬆，緩解焦躁情緒，伴著音樂如此活動一番，再抬頭一看，變綠燈了，趕緊走吧！

見縫插針的「塞車瑜伽」

一轉彎，陳小姐就看見了前方如長龍般排著的車隊，「又塞車了！」她輕輕地嘟囔了一句，開始減速。對每天都開車上下班的陳小姐來說，塞車簡直可以說是家常便飯了，而她的反應也從最開始發無名火，到後來坐立難安的焦躁，再到現在見怪不怪的淡定。

「這個路段，三不五時的就會塞車，我為什麼要和自己過不去呢？」秉承著這個原則，陳小姐不但不再因為塞車而煩躁，反而開始思考著如何利用塞車的這點時間。

塞車，幾乎是每個人都會遇到的煩心事，如果你也和陳小姐一樣想要把這些說長不長、說短不短的塞車時間利用起來，那就跟我一起來學一套車內瑜伽吧！

最新鮮的車內瑜伽

這套瑜伽是在基本瑜伽體式的基礎上，結合車內環境以及塞車時間的不確定性改良出來的，包括改良展臂式、改良牛面式、改良鷹式、改良脊柱扭轉式、改良眼鏡蛇式幾個體式。

◆準備階段

打開音樂，選擇一個較為舒緩的音樂做為背景音樂，讓你暫時忘掉塞車的煩惱，投入到瑜伽的世界中。然後活動身體，隨意扭扭腰、甩甩手、深呼吸數次。

◆改良展臂式

身體稍向前，豎直坐著，雙手自然下垂，深呼吸，吸氣同時雙手向上舉，掌心向前，雙臂與肩同寬。舉過頭頂之後緩慢呼氣，然後用手臂帶著身體向後仰，深呼吸並保持數秒。（剛開始時可用雙手抓住座椅後背來幫助自己做好這個體式。）

展臂式能夠伸展腰腹部，具有促進消化、消除腰腹贅肉的作用。

◆改良牛面式

自然豎直坐著，左腿向右側放，將右腿放在左腿之上，用力向左側傾斜，將右手從右側肩膀處放到背後，左手從左側腰處從上到下放到背後，兩手相勾，直到雙手緊扣為止，保持三到五秒。在此過程中保持頭部豎直，隨後再換另一側重複這個姿勢。（在剛開始練習時，雙手可能無法完全緊扣，只需要盡力保持雙手相勾的姿勢即可。）

這個姿勢可以伸展胸背部，紓緩背的疲勞。

◆改良鷹式

抬頭挺胸，兩臂自然向前伸展，手心向上，以雙臂的肘關節為交叉點，右手臂在上，左手臂在下，兩臂交叉纏繞，雙手合十。深吸氣，將雙手向鼻尖移動，到達鼻尖位置時呼氣，停留數秒，雙臂放鬆。然後將左手臂放在上方，右手臂放在下方，再做一次即可。

這個動作可以活動肩部，緩解肩部不適症狀。

◆改良脊柱扭轉式

身體保持豎直，雙手自然下垂，由腰帶動身體向右轉，同時右手隨著身體轉動，轉到極限位置時將右手放在座椅上最左側，保持三到五秒，隨後依照此法向左轉。

這個姿勢能夠活動腰部和脊柱，也可以按摩胃腸等內臟器官，同時還可以刺激神經系統。

◆改良眼鏡蛇式

身體保持豎直，雙腿分開，將雙手放在雙腿之間的座椅上，抬頭挺胸，吸氣時將下巴用力向前頂出，頭部向後仰，到極限時呼氣，保持數秒，期間自然呼吸；隨後呼氣，將身體慢慢向前收回，重複數次。

這個動作可以綜合活動背部、頸部、臀部、腰部的肌肉，有促進消化、增強血液循環的功效。

點點穴，趕走駕駛疲勞

「呼……」Alex長長嘆了一口氣，合上了文件夾，加班到這個時刻，工作終於搞定了。

Alex伸了個懶腰，看看窗外，已經午夜了，對面的大樓裡星星點點還亮著幾個窗戶，想來也是跟自己一樣辛苦的加班人。

Alex嘆口氣，穿上外衣，開著車往家裡趕，白日裡熙熙攘攘的街道現在已經安靜了下來，Alex不由得打了個哈欠，自己好幾天沒有好好睡一覺了，現在一切都搞定之後不但沒有想像中的喜悅，反而有一種說不出的疲憊。Alex突然覺得自己渾身痠痛，連精神也有點恍惚，他趕忙開窗，來吹吹風提提精神。

在這座城市裡，還藏著多少像是Alex一樣的疲勞駕駛族，他們早出晚歸，拖著疲憊不堪的身體行走在這城市裡，若你也是其中的一員，不妨試試用點穴的方法趕走駕駛疲勞。

點穴趕走疲勞

◆快速解困：二間穴、三間穴

二間穴和三間穴配合按摩，可以發揮提神、醒腦、解睏的作用。按摩時只需微微握拳，從虎口位置開始沿著食指側面一路按揉上去，一直按揉到食指的第二關節位置，來回按揉數次，按摩時需稍稍用力，以手指有微痛感為準。

二間穴和三間穴都位於食指第二掌指關節側面的凹陷處。

◆醒腦提神：百會穴、太陽穴

按揉這兩個穴位能夠提升陽氣，可以發揮清醒大腦的作用。按揉百會穴時用雙手的手指交疊按揉一分鐘，以百會穴有痠麻感為準，隨後使用雙手拇指順時針按揉太陽穴三十秒，再逆時針按揉三十秒。

百會穴位於頭頂正中央最高點的位置，太陽穴位於眉梢與外眼角之間的凹陷處。

◆緩解眼疲勞：風池穴、睛明穴、攢竹穴

按摩這三個穴位都可以快速提神醒目，在駕駛時幫你看清道路。

按揉風池穴時以雙手手指按揉為主，以穴位有痠痛感為宜；用雙手指尖按壓睛明穴，以有痠麻感為宜，按揉一分鐘即可；以雙手手指指腹按揉攢竹穴一分鐘即可。

風池穴位於腦後頸部枕骨下方的凹陷處，睛明穴位於內眼角上方的凹陷處，攢竹穴位於眉頭凹陷處。

註：按揉這三個穴位時閉上雙眼，才能最有效地發揮緩解眼疲勞的作用。

學會了這些穴位，在開車時若有疲勞感出現，你就可以按一按來緩解症狀。不過，點穴大法雖然有效，但也只能用來救急，要想從根本上改善疲勞的情況，還是得依靠休息啦！

汽車裡的食物紅、黑榜

你有沒有過因為趕時間就在車裡匆匆忙忙吃一口的體驗呢？有沒有在車上放一堆零食，在塞車的時候吃點東西打發時間的習慣呢？有沒有因為怕忘了吃藥，所以把藥放在車裡，在等紅燈的時候趕緊吃一顆的經歷呢？

在車裡吃東西可是有講究的，不小心吃錯了後果很嚴重的哦！

紅榜榜單	黑榜榜單
口香糖	香蕉
櫻桃	荔枝
桂圓	西瓜
枇杷	甜瓜
藍莓	牛奶
薄荷葉	蓮子
黑巧克力	紅棗
酪梨	酒心巧克力
生薑片	咖啡、濃茶
白開水	

上榜理由

一、紅榜

◆口香糖：最新的研究顯示，嚼口香糖是一種最簡單的提神醒腦、調節情緒的方法。它的提神效果可以媲美咖啡，而且提神效果的持續性，甚至遠遠超出了咖啡，所以在開車時裡，口香糖是最適合的提神食物。

◆櫻桃：性溫，可以補氣祛濕，對開車族易患的關節炎、風濕病等疾病有預防和治療的功效。

◆桂圓：溫補氣血，所富含的葡萄糖和蛋白質，可以補充能量，緩解疲勞。

◆枇杷：枇杷中胡蘿蔔素的含量較高，具有養眼護眼的功效，同時它水分含量較高，是良好的消渴水果。

◆藍莓：具有護目明目的作用，同時它還可以刺激神經系統，幫你集中注意力。

◆薄荷葉：清涼提神，開車時嚼服一點能快速消除疲勞。

◆黑巧克力：快速補充能量，具有提神功效。

◆酪梨：具有健腦的作用，可以幫助你集中注意力。

◆生薑片：開車時口中含服生薑片可以提神醒腦，還可以緩解噁心、頭暈等開車時易出現的不適症狀。

◆**白開水**：能夠補充水分的流失，又不會造成腸胃額外的負擔，是最適合開車族的飲品。

二、黑榜

◆**香蕉**：有鎮靜情緒、安眠的作用，大量食用會使人產生睏倦，空腹食用安神安眠功效更強，所以在開車時特別要注意避免大量進食香蕉。

◆**荔枝**：會引發低血糖，使你產生頭暈目眩、噁心的連鎖反應，在車內食用十分危險。

◆**西瓜**：水分含量極高，有較強的利尿作用，開車時一定要控制進食量，否則你可能會開著車到處找洗手間。

◆**香瓜**：與西瓜一樣具有利尿作用，不宜大量食用。

◆**牛奶、蓮子、紅棗**：這幾種食物都是常見的安眠食物，適合在睡前食用，在開車前進食或者在車內食用都會影響你開車時的注意力和判斷力，不宜貪吃。

◆**酒心巧克力**：也可能會讓你被警察誤判為酒駕，最好避免在車內食用。

◆**咖啡、濃茶**：咖啡和濃茶只能短時間促進興奮，過了興奮期之後身體會迅速進入疲勞期，若開車時間過長，就要避免飲用咖啡和濃茶。

「路怒族」的息怒法

測一測你的「路怒族」指數有多高？

一、平時開車的時候，你的情緒最符合以下哪種描述？

A、自得其樂。

B、一般的時候還可以，一遇上塞車或者紅燈就會焦躁。

C、一開車就和平時判若兩人，特別容易生氣，看見和自己不相關的事故也能罵半天。

二、你在正常行駛中，突然前方的車來了個急剎車，你也跟著趕緊剎了車。遇到這種情況，你會如何想呢？

A、認為前面肯定發生什麼事了，它不得不急剎車。

B、覺得前面的司機肯定是個新手，在心裡罵了幾句。

C、氣得跳腳，用力按喇叭甚至搖下車窗罵幾句才能消氣。

三、在塞車時你的心理狀況是怎樣的？

A、心裡也很著急，但還是盡量平心靜氣地等待，順便聽聽廣播、歌曲，自我調節一下。

B、心急如焚，不停地探出頭來向前張望。

C、明知道無濟於事，還是不停按喇叭，心裡已經罵了數百遍了。

四、若別人的車不小心刮傷了你的車，你會如何處理呢？

A、下車先看看，要是不嚴重就私下解決好了。

B、公事公辦，一定要追究責任。

C、一肚子氣，即使對方態度很好也得理不饒人地罵半天。

五、你正在跟著車流行駛中，突然旁邊有輛車硬要插隊。

A、若它硬要插進來就讓讓它，安全第一。

B、在車裡罵，看看情況，實在不行再讓。

C、一定不能讓，跟他作對到底！

解答：

選A得一分，選B得兩分，選C得三分，若你的分數在六分以下，說明你的路怒族指數較低，為一顆星；若你的分數在七到九分，則你的路怒族指數為兩顆星，九到十一分為三顆星，十一到十三分為四顆星，若你的得分為十三分以上，那你就是個不折不扣的路怒族了，指數為五顆星。

路怒族是開車族由於長期疲勞、車內環境封閉、路況複雜等狀況產生的心理問題，若不加重視這個心理問題就會影響體內激素分泌，進而影響到身體健康，不僅如此，對路怒族來說，出現事故的比例比一般人也要大很多。

「路怒族」的情緒疏導法

方法一：聞一聞就息怒

從植物中提煉出來的精油可以調節內分泌，緩解不良情緒，薰衣草精油、玫瑰精油、檀香精油、天竺葵精油都可以讓你的怒火消失在無形之中，不妨隨身攜帶，在情緒暴躁時聞一聞。

方法二：喝口水消消火

每當你要發怒時，就深深呼吸一下，如果條件允許，再大口喝幾口水，將自己的怒氣發洩在飲水的過程中，這樣可以讓你紓解情緒，緩解路怒症狀。

方法三：按虎口平平氣

發怒時掐一掐雙手虎口的位置，這裡分布著合谷穴，掐按它能夠刺激神經系統，平復情緒，避免路怒族的衝動。

合谷穴位於手背的虎口，第一掌骨與第二掌骨凹陷處。

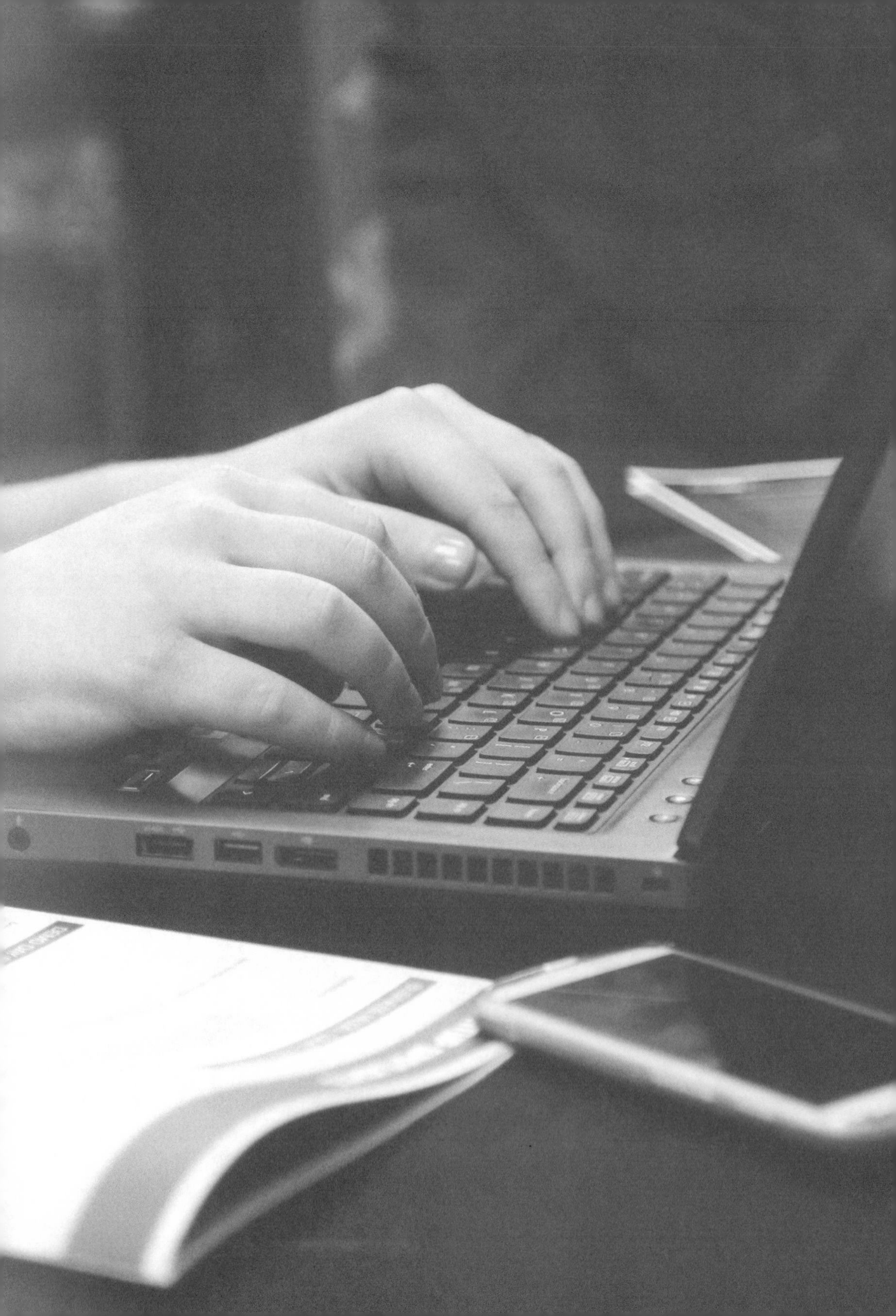

chapter 3

辦公室保健：整理你的零碎時間

時間就像是海綿裡的水一樣，
只要願意擠，總還是有的！

辦公室保健也一樣，
整理一下你工作之餘的「零碎時間」來養生，
一樣能獲得滿滿的健康。

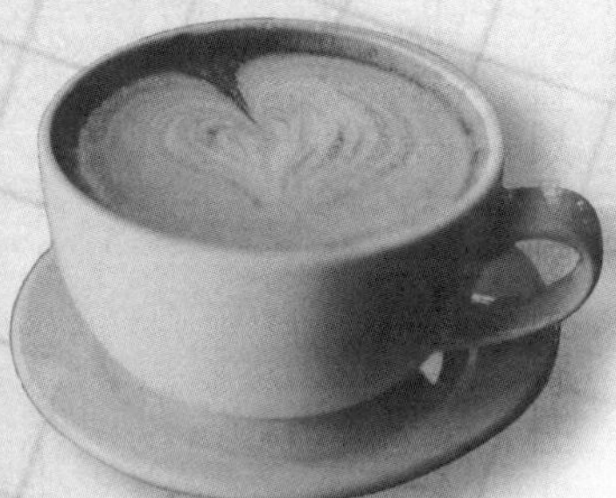

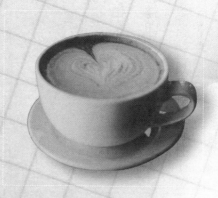

開工之前熱熱身

不知道有沒有人跟我一樣，在每天早上開始工作時總是很難進入狀態，明知工作已經堆成了山，但還是不由自主地先喝一杯咖啡，再看看新聞，無形中浪費了不少時間。好不容易開工了，又總是無法集中精神，工作效率實在很低。

如果你也這樣，千萬不要抱怨自己，要知道，就連很多機器在開啟後都要預熱才能開始使用，與其心急如焚地對著成堆的工作卻進不了狀態，還不如乾脆暫時放下工作，先做些小動作來熱熱身吧！即便你是隨時隨地都能投入工作的超級工作狂，也不妨抽出幾分鐘的時間來試試這些熱身小動作，會讓你的工作效率更高哦！

工作之前為健康熱身

方法一：發發呆

耗時：一分鐘。

作用：清除干擾情緒，快速進入狀態。

方法：方法？發呆還需要什麼方法？就是跟平常一樣發呆嘍！盯著一個物體，比如你桌上的杯子，或者桌面上的紋路，如果你不怕被誤解的話，盯著對面同事也可以哦！刻意放空自己的思緒，如果你無法做到完全放空，那就把自己的思緒完全集中到自己盯著的東西上（特此聲明，同事不是東西），思考一些無聊的問題，比如杯子為什麼這麼白，同事今天是不是換了口紅等等，思緒放空一分鐘之後整理一下心情，接著進行下一步吧！

方法二：空彈鋼琴

耗時：一分鐘。

作用：刺激經絡，喚醒大腦，提高工作效率。

方法：搓揉雙手，用十指的指尖像是彈鋼琴一樣在桌面上輕輕敲擊。如果你會彈琴，那就更好了，在桌面上彈一首自己喜愛的曲子，在心中跟著哼唱一下，然後帶著快樂的情緒開始工作吧。

指尖是人體經絡的末端，刺激該處可以促進經絡運行，加快氣血流通，間接發揮出快速刺激大腦的作用，幫你更快進入工作狀態。

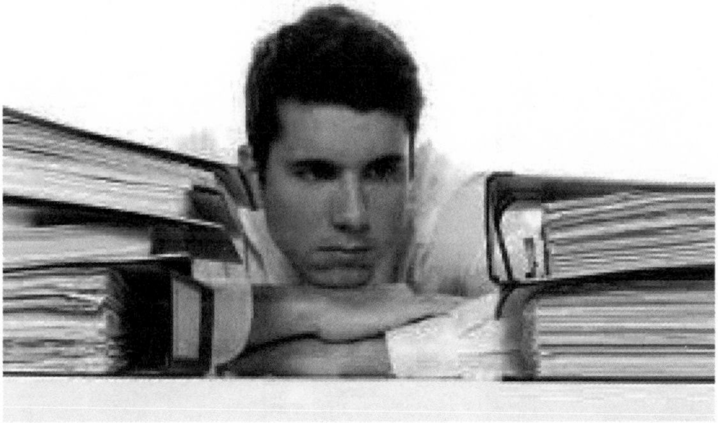

方法三：腹式呼吸

耗時：一分鐘。

作用：增加大腦供氧量，有助於提升注意力。

方法：在辦公桌前坐好之後抬頭挺胸，雙手輕輕放在腹部，緩慢地開始深呼吸，在吸氣時漲起腹部，在呼氣時收縮腹部，呼吸時將自己所有的注意力集中在呼吸上，如此重複數次。如果閉上眼睛進行腹部呼吸，能夠更快地進入注意力集中的狀態。

你也可以靈活運動這三種方法，比如在空彈鋼琴的時候發發呆，或者在發呆的時候做做腹式呼吸，這樣花費的時間更少，效果也不錯哦！

「坐」出來的健康

嗨，你知道嗎？我可是會看相的，只要看看你坐著工作時的樣子，就可以推斷出你未來的健康狀況啦！

怎麼？不太相信？不管你是不是半信半疑都不妨先看我「掐指」一算吧！

坐相小測試

坐相一：彎腰駝背

健康解讀：長期彎腰駝背除了會直接引起腰痠背痛的體表症狀以外，還會造成其他你可能不知道的健康危害。人體彎腰駝背時會壓迫脊柱，進而壓迫內臟，導致體內氣血運行不暢，毒素和脂肪堆積，長期彎腰駝背會誘發手腳冰冷、肥胖、便祕、腸胃病等症狀；脊柱的彎曲還會影響肺部吸氧，會導致大腦缺氧，誘發頭暈、頭痛、眼花等反應。

坐相二：脖子向前探

健康解讀：頸部是人體所有經絡的重要通道，長期探著脖子看電腦，會使經絡不能順暢的運行，影響身體的排毒功能；另外，總是探著還會造成臉部毒素堆積，誘發雙下巴、痘痘等臉部問題。

坐相三：二郎腿

健康解讀：長期蹺著二郎腿，會造成膝蓋額外的負重壓迫，增加關節炎等骨科疾病的患病風險，還有可能造成骨盆移位。對男性來說，蹺二郎腿對健康的影響就更大了，它會造成小腹部溫度過高，誘發前列腺疾病。

既然「坐相」對健康的影響如此之大，那麼要如何坐才能有益健康呢？

健康坐姿，是含胸拔背，頭與身體要保持在一個平面上，避免過前或者過後，雙腳自然分開，平踏住地面，上身和大腿應當呈九十度，大腿與小腿也要呈九十度。

可能你會說：「這正確的坐姿說起來誰都知道，可是一忙起來誰還顧得上注意自己的坐姿呢？」

的確，要時時刻刻保持正確的坐姿並不是一件容易的事，但我們可以用一些小竅門，不但可以幫助你保持良好的坐姿，還可以更進一步，讓你一邊坐著一邊在不知不覺中養生。

「坐」的竅門

竅門一：腿夾物

在膝蓋間放上一本書或者一個本子夾緊，能夠避免你在忙碌時無意識地出現蹺二郎腿和腳後縮的情況，同時用膝蓋夾緊書本還可以發揮鍛鍊大腿肌肉、緊致腿型的作用。在一段時間的鍛鍊之後，可以在小腿間也放上書本，在工作的同時透過夾緊小腿來發揮鍛鍊小腿肌肉的作用，在閒暇時也可以夾緊小腿和膝蓋，提起雙腳，將小腿輕輕的前後擺動，直到小腿有痠痲感，效果更佳。

竅門二：腳底墊物

為了維持小腿和大腿之間的角度為九十度，可以在腳下墊一些物體，如過期的雜誌或者專門的腳墊等。有條件的話也可以找兩個廢舊的網球或者其他較小的球體，墊在腳下，用腳轉動球體，在工作時也可以達到腳底按摩的效果。

竅門三：選對靠墊

很多上班族都會選擇靠墊來避免自己出現彎腰駝背的姿勢，保護自己的腰，在選擇靠墊時要親自試一試，選擇弧度和自己的腰部最為契合的靠墊，同時要注意靠墊不宜過大過厚，以不超過十公分為宜，這是因為太厚的靠墊會造成腰椎前突，反而會損傷腰部。

逃離輻射大作戰

在科幻小說和科幻電影裡，輻射是永遠的話題，末日的人類被輻射逼到了瀕臨滅亡的境地，在輻射下變異的動物和人完全脫離了人類的想像，讓人不寒而慄。

在現實生活中，輻射雖然沒有電影中描述得這麼可怕，但無處不在的輻射也已經影響了我們的健康，而密閉的辦公室正是輻射污染的重災區之一，讓我們拿起專業的輻射探測器，來辦公室檢測一下吧。

辦公室輻射大檢測

我們選擇可以進行電磁輻射測試的臺灣泰仕高斯計，對辦公室中常見的電器進行測試，記錄這些電器在進行工作時會產生的最高電磁輻射值，最後得到的結果顯示在辦公室中主要的輻射源有以下幾個：

◆**手機**：手機在進行通話時產生的輻射最高可達三特斯拉（μT）（註）以上（〇．四特斯拉以上的輻射就會對人體健康產生影響），由於我們總是與手機親密接觸，因此手機是最常見的辦公室輻射之一。

◆**電腦**：桌上型和筆記型電腦的顯示幕輻射不超過一特斯拉相對較小，但是桌上型電腦的主機在工作時產生的輻射最高可高達四特斯拉，其中桌上型電腦的主機後的風口位置輻射最大，因此我們要盡量避開這個位置。

◆影印機：影印機在工作時產生的輻射量十分驚人，有些品牌的影印機最高甚至會產生八特斯拉的輻射量，它最大的輻射源主要位於機器的風扇部位，建議大家影印時與影印機保持三十公分以上的距離。

逃離輻射小撇步

辦公室輻射氾濫，要如何與它和平相處呢？

撇步一：綠色植物來幫忙

一些綠色植物會搶先將輻射吸收在自己身上，在辦公室放一盆這樣的防輻射盆景，美觀又健康。適合辦公室擺放的防輻射綠色植物有仙人掌、仙人球、吊蘭，還有現在最流行的多肉植物，都是不錯的選擇。

撇步二：別忘了窗戶

經常通風能夠降低輻射的污染，若是自己的位置不在通風處，那就趁著去洗手間的時間去通風處站一下吧！

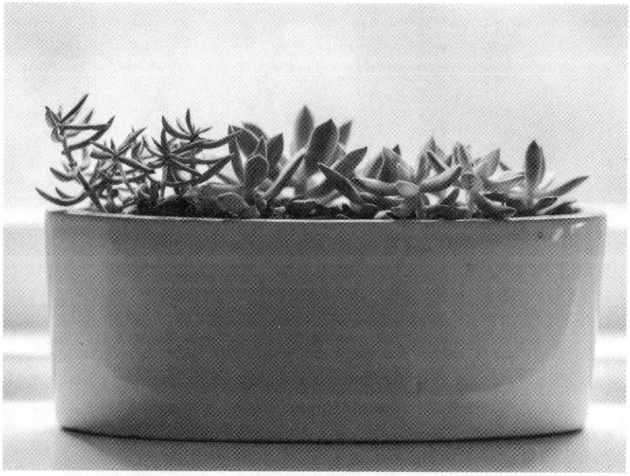

撇步三：重新學學打電話

樓梯間、電梯、角落等相對封閉的地方會增加手機輻射，因此打電話時要選擇較為開闊的位置，同時打電話時要避免使用同一個耳朵來接聽，避免造成單側耳朵輻射過大，若是能用耳機來接打電話自然是最好的。

撇步四：老中醫的妙方

臉部按摩可以促進氣血流通，激發淋巴排毒，能夠有效減少輻射對健康的危害。

具體的方法是：先從眉心用雙手向上推按到額頭，按照此法依次向額頭兩側按摩；隨後沿著眼眶按壓一下，若有痠痛的點就用指腹重點按壓三十秒，最後從下巴開始用雙手沿著臉頰邊緣向上推按，到達耳朵下方時再沿著頸部向下推按，重複三到五次。

註：特斯拉，符號表示為μT，是磁通量密度或磁感應強度的國際單位制導出單位。在一九六〇年巴黎召開的國際計量大會上，此單位的命名是紀念在電磁學領域有著重要貢獻的美籍塞爾維亞發明家、電子工程師尼古拉．特斯拉。

隨地取材做運動

從設計總監房間裡一出來，嘉豪就興奮跑去拍了拍Jack的肩膀，對他做了個舉啞鈴的姿勢，Jack點點頭，心有靈犀用手比了個OK。

嘉豪和Jack是公司裡有名的健身二人組，可是隨著工作越來越忙，每個月能一起健身的日子也逐漸變得屈指可數。今天嘉豪終於把做了好幾個月的專案搞定了，他迫不及待地約Jack晚上一起去健身房放鬆一下。

「嘉豪，你再過來一下。」

嘉豪剛剛坐下沒多久，總監就探出頭來找他。「糟糕，晚上的健身又要泡湯了。」嘉豪暗想道，果不其然，一個緊急的設計任務又落到了他的頭上。看見Jack詢問的眼神，嘉豪只能無奈地朝他聳聳肩，現在，嘉豪滿腦子裡都是以前在武俠小說裡看到的八個字：「人在江湖，身不由己。」

事實上，對熱愛健身的嘉豪和Jack來說，完全不用等到有空才去健身房做運動，就算忙到脫不了身，也可以忙裡偷閒地在辦公室裡來運動。

辦公室裡的「健身器材」

◆用瓶裝礦泉水做啞鈴操

在辦公室裡我們完全可以使用隨處可買的瓶裝礦泉水來代替啞鈴，做一做健身操，來達到塑造手臂曲線的作用。

坐式平舉：身體端坐，雙腿併攏，一隻手握一瓶瓶裝礦泉水啞鈴，將其從身體一側平行舉起，直到手臂與身體垂直為止，維持三到五秒，換另一隻手依照以上的步驟進行平舉，也可兩手同時進行。

坐式上舉：身體端坐，雙腿分開一拳頭左右的距離，雙手握著瓶裝礦泉水啞鈴，舉至身體兩側，隨後深呼吸，呼氣時將雙手向上舉，把啞鈴舉到頭頂上方最高處，屏住呼吸停留三到五秒，緩慢呼氣，將啞鈴放下。

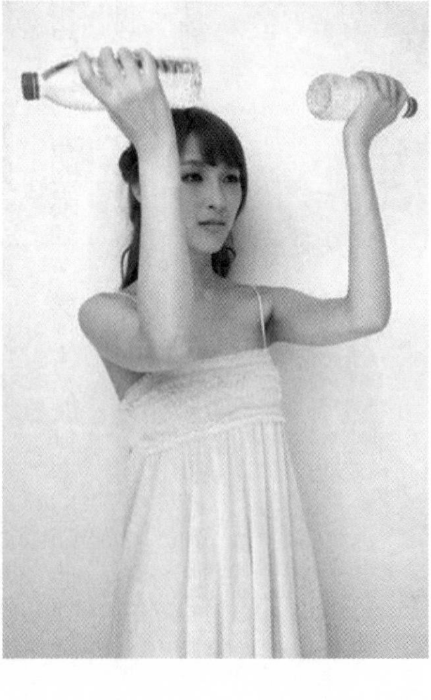

◆用圍巾來拉伸

利用圍巾、絲巾或者繩帶來進行拉伸運動：首先雙手抓在圍巾上合適的位置，身體端坐，雙手上舉，將圍巾拉直，由雙手帶動身體向左側彎曲，到最低處時停留三秒，依法向右側彎曲後身體恢復端坐；一手握著圍巾放在肩膀側面，另一首手力上舉，將圍巾拉直，雙手拉伸，保持三到五秒，隨後換邊拉伸。

圍巾操可以運動肩背部和上肢的肌肉，發揮緩解肩背疲勞和塑型的作用。

◆用椅子幫你深蹲

身體豎直站立，眼睛直視前方，雙腳併攏，含胸收腹，深吸一口氣，雙手扶著椅背緩慢下蹲，注意雙腳不要分開，下蹲的速度越慢越好，完全蹲下之後深呼吸數次，再扶著椅背，緩慢向上，直到站直為止。

扶著椅子深蹲可以運動下肢，增強心肺功能，和獨立深蹲相比運動難度又有所減弱，十分適合平時運動較少的人。

座位上的「隱形」養生術

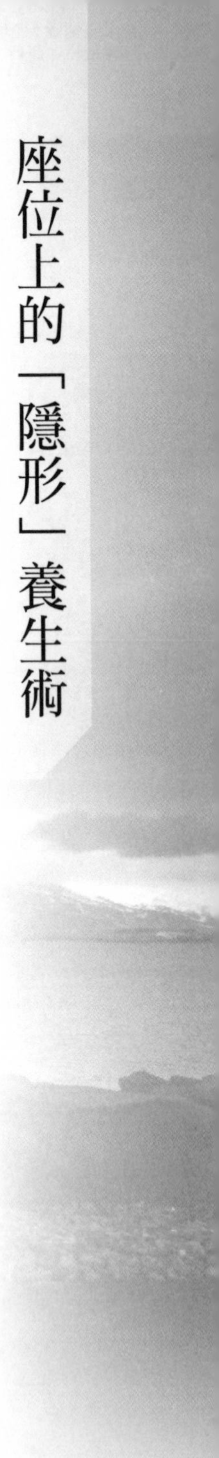

看完了上一章，沒想到嘉嘉小姐的眉皺得更厲害了：「看來要想在辦公室裡這麼運動，首先得有一個開明的Boss才行啊！我們老闆盯得可緊了，生怕大家在上班時間做別的事，我要是在上班的時候又伸胳膊又伸腿的，過不了幾天就會失業。」

如果你和嘉嘉小姐一樣想要在辦公室裡利用閒暇時間來健健身，但又不方便做範圍較大的運動，不妨來做一做「隱形」養生術。

「隱形」養生術

◆檯面下的祕密

如果你的辦公室氛圍嚴肅，不方便動來動去，那就在辦公桌下悄悄來運動吧！你可以在桌下將雙腿用力繃直，將腳後跟用力向前伸，腳趾則用力往回蹺，這樣可以拉伸位於腿後側的膀胱經，不但能緩解腿疲勞，還有額外的排毒作用。

若是你覺得這樣的運動量還不夠，那就輕輕抬起雙腳，在辦公桌下做一做空蹬自行車的動作吧！動作的幅度和頻率都可以自己掌握，若是無人注意，你就可以蹬得快一點，若是怕被人發現，那就盡量慢點蹬，一直蹬到腿部有痠麻感為止，不論是哪種蹬法都可以發揮塑造小腿曲線的作用。

◆漫不經心做運動

現在我們把運動從檯面下轉移出來，做做腰部運動。你可以做出假裝撿東西的樣子來彎彎腰，要注意不可以像真撿東西一樣從正面彎腰，而是保持身體豎直，一手扶著桌面，另一手從身體側面向下，腰部也隨之彎曲，保持數秒之後也可以換另一邊來進行。這個動作可以拉伸腰背，緩解久坐引起的腰椎疲勞。

◆寫寫字健健身

接著我們拿起一枝筆，不論是什麼筆都可以，但我們並不是要真正寫字，而是要做一做手腕操。手握緊筆，最好是採用寫毛筆字的握筆方法，將手腕抬離桌面，用手腕的力量帶動筆運動，注意筆尖不要真正落在紙面上，而是要離開紙面一段距離，活動手腕時最好「寫」彎曲筆劃的字，這樣才能發揮真正的效果。透過這個運動可以幫你預防滑鼠手、腱鞘炎等辦公室常見的綜合症。

現在，嘉嘉小姐不必擔心沒機會運動了，不過還是要提醒一下，上班時間工作第一，至於這些健身小動作，在工作空檔抽出幾分鐘來就能搞定了。

上班美麗兩不誤的OL塑身操

「贅肉，這該死的贅肉。」洗完澡後，Amy對著鏡子裡的自己狠狠地說道。想當初在學校的時候，她還是熱舞社的社長，有著引以為傲的修長大腿，纖細腰身，如此玲瓏有致的身材，不論是露背裝、熱褲、緊身衣還是深V裙，她都能輕鬆駕馭。

可是現在，永遠的寬鬆衫，永遠！連年會的小禮服都是保守型。Amy嘆了口氣，自從工作以來，跳舞和運動的時間越來越少，這幾年她做了主管，舞蹈和運動幾乎要從她的字典裡消失掉了。

對一個女人來說，還有什麼比身材走樣更讓人懊惱的呢？難道就沒有工作美麗兩全的方法嗎？當然有！在工作的空檔做做塑身操就可以事半功倍！不要急著搖頭說沒空，這不會耗太多時間的，不信來一起來做做吧！現在倒計時開始！

在工作中變美的塑身操

◆手臂塑型操

把雙手按在椅子的兩側，將身體移動到椅子邊緣，身體慢慢向前移出椅子，用雙臂的力量支撐身體，隨後慢慢下蹲，手臂也隨之慢慢彎曲，蹲下後藉助手臂的力量再慢慢上升，直到坐回椅子上為止。

剛開始坐時可能無法完全下蹲，可略微彎曲膝蓋就將手臂伸直。這個動作能夠使手臂肌肉變得更緊緻。

◆腰部塑型操

身體豎直坐在座位上，雙手放在椅子後方，向前傾身體，使上身盡量緊貼大腿，如此彎腰三十次；隨後向上抬雙腿，使雙腿盡量貼住上身為止，重複三十次。這個動作具有和仰臥起坐類似的效果，能夠消除腰腹部的贅肉，發揮美化腰線的作用。

◆胸部塑型操

身體豎直，雙手在胸前合掌相對，距離胸部約十公分左右，保持肩部水平，使手臂和手掌呈九十度角。深深的吸一口氣，呼氣時彎腰弓背，將手掌平行向前推出，呼氣時將手掌收回到原來的位置，如此重複數次，這個動作能夠幫妳保持完美的胸部曲線。

◆腿部塑型操

端坐在椅子上，雙手放在身體兩側，雙腿平踏地面，抬起右腿，將其水平伸直，使它與另一隻腿的大腿在同一水平上，停留五秒，保持右腿水平，將右腳的腳尖用力向後勾，保持五秒鐘，隨後輕輕放下右腿，換左腿做同樣的動作。這個動作能夠燃燒腿部多餘脂肪，緊緻腿部肌肉。

看，我們一共只需要幾分鐘的時間就可以完成全身塑型運動了，妳也可以把這幾步分開來做，這樣時間更靈活。

下面，趕緊把零碎時間利用起來，和贅肉說BYEBYE吧！

最健康的飲水時間表

在日本作家江本勝著作的《生命的答案，水知道》中，水有了靈性，它有自己喜歡的音樂，會分辨交響樂和搖滾樂，喜歡「愛與感謝」，我們的情緒、語言、態度都會對它造成影響。

你是如何對待水的，它就會用同樣的態度來對待你。

選擇對的時間，用對的方法喝對的水，才會收穫最大的健康。

一天中的八杯水

第一杯水：六點半起床後

起床後喝一杯溫開水能夠補充身體夜間水分的流失，降低血液濃度，滋潤內臟，發揮潤腸通便、幫助肝腎解毒的作用。

飲水建議：水的溫度對健康很重要，一般選擇與我們體溫相近的四十度左右的溫水為宜，越是在炎熱的夏天，越不可喝冰水，否則會影響胃腸健康。

第二杯水：九點開始工作前

到辦公室了，在開始工作前喝一杯水可以補充上班路上身體所流失的水分，同時喚醒身體細胞，來應對一天的工作。

飲水建議：我們需要一小口一小口慢慢地喝完水，這樣水才會進入胃中被吸收，發揮補充體液的作用；若是想要透過喝水來清除宿便，就要大口大口地喝，這樣才可保證水分迅速進入結腸，緩解便便的乾燥問題。

第三杯水：十一點工作中

工作了一段時間之後，你的身體又「渴」了，如果是在空調室中工作，那麼你可能已經出現了口乾舌燥的症狀，此時就需要喝一杯水來潤澤身體。

飲水建議：喝水應當遵循少量多次的原則，每次喝水以兩百毫升左右為宜，若一次喝太多的水將會造成腎臟的負擔。

第四杯水：十三點午飯後

現在你吃完午飯有半個小時了，此時喝一杯水能夠促進胃腸運動，幫助食物的消化和吸收，讓你能量滿滿地面對下午的工作。

飲水建議：喝水時應當選擇礦泉水、白開水或者自製茶飲為宜，能量飲品等功能型的飲品不適合上班族日常長期飲用。

第五杯水：十五點下午時分

工作到現在你已經有些疲憊了，喝一杯水來緩解一下緊張的工作，有靈性的水可以幫你打起精神，完成接下來的工作。

飲水建議：辦公室的飲水機是常常被忽略的衛生死角，在喝水的同時要注意一下飲水機的衛生。

第六杯水：十七點下班啦

一天的工作結束了，用一杯水來獎勵一下自己，給胃做一個SPA，準備迎接接下來的晚餐吧！

飲水建議：晚餐前一小時左右飲水可以增加人體的飽足感，避免晚餐食用過量。

第七杯水：二十點晚間飲水時間

吃過了晚餐，做了點運動，順便喝一杯水吧！

飲水建議：運動後飲水不可過猛，要小口喝，少量多次，可把一杯水分成兩次，間隔十分鐘左右喝完。

第八杯水：二十二點睡前

若你有心臟問題或者血管問題，這杯水可以幫你預防夜間易出現的血液黏稠，也許會成為你的救命水。

飲水建議：感冒之後要多多喝水，可以幫助調節體溫，提高身體代謝率，增加自癒能力。

把工作餐吃成營養餐

「陳姐，妳要跟我們一起去吃飯嗎？」剛到午飯時間，部門裡新來的小女生就蹦蹦跳跳地跑過來叫陳小姐去吃飯。

「不用了，給我在SUBWAY隨便帶點什麼就行了。我把這點東西弄完。」陳小姐頭也不抬地說。

「陳姐，妳整天吃速食怎麼行，沒有營養，還是跟我們一起去吧！」小女生嗲嗲地說。

「沒時間！」陳小姐依然沒抬頭。小女生碰了個釘子，對著同伴們吐了吐舌頭，結伴而去。

見眾人離開了，陳小姐這才抬起頭來，「幼稚，工作餐還說什麼營養不營養，吃飽就行了。」說著，又低下頭開始工作了。

真正幼稚的是陳小姐，工作餐和營養並不衝突，如果她能把用在工作上的精力分出一點來，用心讓自己的午餐更健康一點，那才是一個真正對自己健康負責的成年人的做法。

健康營養的工作餐

一個健康營養的午餐應當是以五穀為主，包括蔬菜、水果、富含動物蛋白的魚類或者肉類，同時還要避免攝取過多的鹽、油、糖。

外帶的速食雖然方便快捷，但是種類單一，營養單調，而且還有著熱量過剩的弊端。對忙得沒時間下樓吃飯，像陳小姐一樣的「速食愛好者」來說，在點餐時要注意學會混搭，做到葷素搭配，中西合璧，同時自己備點方便食用的蔬菜和水果，如黃瓜、蘋果、香蕉等，在飯後食用，補充長期食用速食帶來的維生素匱乏；而在飯後加一杯優酪乳也可以幫助你的腸胃來盡快搞定高熱量的午餐。

若你是個「餐館族」，對公司周圍方圓幾百米之內的大小餐館瞭若指掌，無論多忙都會親自下樓去吃一份豐盛的午餐，那就要注意點餐搭配和調味劑超標的問題了。最好能叫上幾個同事一起「拼飯」，既能增進感情又可以多點幾種菜，均衡營養，餐間可選擇綠茶、麥茶等具有解油、解膩、促進消化的飲品。

假如哪天你的工作恰好不是太忙，不妨親自做一份午餐便當，體驗一下做「便當族」的感受。即使你不善廚藝也沒有關係，馬上為你推薦一種簡便又營養的「合體飯」。

將米和自己喜歡的肉類、瓜類、蘑菇等一同放進電鍋裡，加上調味料之後按下開關，等快熟時放入切好的蔬菜，打上一個蛋，煮熟後就成了美味的「合體飯」了。

這是類似港式煲仔飯的做法，你也可以根據自己的口味淋上不同的醬汁，若是拌上韓式辣醬，就是簡便的石鍋拌飯了。

所以，不要再一味地對著電腦低頭啃三明治了，不管你原來有怎樣的吃工作餐習慣，只要再加上一點點的小竅門，就可以吃得更營養健康了。

怎麼吃和吃什麼一樣重要

陳小姐終於不再把三明治當成自己的御用午餐，而是試著和年輕同事們一起下樓去「拼飯」，在飯桌上她和一個同事聊工作聊得興起，差點忘了吃飯，到大家要走了才趕緊狼吞虎嚥地吃完，連湯都沒有喝到。

「陳姐，我跟妳說件事。」嗲嗲的小女生又來了：「下次吃飯的時候，可不可以不要談工作了，那樣對腸胃不好。」

「這兩件事有什麼關係？別拿這些不知道哪裡聽來的話來當成自己不愛工作的藉口。」陳小姐嚴肅地教訓起來。

小女生說得沒錯，「職場女超人」陳小姐又錯了！她以為只要吃夠了營養就健康了，其實不然，吃飯的方法也很重要。

對對看，你有沒有這些吃飯錯誤

錯誤一：吃飯時一心二用

在飯桌上談論工作，一邊吃飯一邊看手機或者在吃飯時考慮問題都會影響胃腸道對食物的消化和吸收。

錯誤二：吃飯狼吞虎嚥

大口吃飯固然能節省時間，但是食物無法在口腔中得到充分研磨，這樣吃飯身體所吸收的營養自然也就大打折扣了。

錯誤三：飯後立刻去工作

剛吃完飯時我們的胃腸正在努力地進行著食物加工，體內的血液回流向胃腸，若此時立刻投入工作，身體不得不從胃腸分走一部分血液到大腦上，自然影響營養吸收。

又快又健康？吃飯也有訣竅

訣竅一：油膩飯菜涮一涮

遇到過油的菜品可以先在白開水中涮一涮再吃，可以避免長期過油飲食帶來的血管問題。

訣竅二：飯桌上挺直腰桿

吃飯時彎腰駝背會壓迫胃腸道，挺直腰桿則有利於胃腸更好更快地對食物進行消化和吸收。

訣竅三：從自己最愛的菜吃起

心理學家認為，吃飯時先吃好吃的是樂觀派，從營養學的角度來說，在飯桌上做個樂觀派也是有利於健康的，先吃自己喜歡的菜有助於提升用餐時的正面情緒，從而促進身體產生正面反應，胃腸的消化功能也會隨之增強。

訣竅四：先喝口湯

像吃西餐一樣在飯前先喝幾口湯，能夠潤澤腸胃，還能避免吃得過飽，但要注意湯的量不可太多。

訣竅五：對食物朝三暮四

一味根據自己的口味來選擇食物，會使身體錯過其他食物中蘊含的營養素，在食物的選擇上就需要盡情地發揮自己朝三暮四的能力。

零食零食我愛你

即時通裡，大家正七嘴八舌地談論著主管Mary。

「快看，又拉上了。」

「你說她會不會像電視裡演的那種人格分裂的變態，一拉上簾子就做出什麼詭異的事？」

「看她平時那嚴肅的樣子，實在想像不出來啊！」

此刻，Mary正專心地吃著一包薯條，這是她除了工作之外唯一的愛好了，怎麼都戒不掉，越是壓力大的時候，越想吃。因為怕下屬笑話，她每次都是關上門，拉上窗簾偷偷吃，她常在心裡嘲笑自己，堂堂一個主管，居然為了一包零食搞得和做賊一樣。

吃零食本來不是什麼大不了的事，但問題的關鍵是，薯條不是健康零食！若是無法抵制零食的誘惑，那就選擇一些健康的零食吧！

十佳辦公室零食

巧克力：在壓力較大、情緒低落、疲勞或者有飢餓感時食用，可以調節情緒，提高注意力，快速補充能量。

食用原則：巧克力糖分較高，每天食用最多不能超過五十克。

燕麥棒：與巧克力相比，燕麥棒是更健康的能量加油站，當你在工作中出現飢餓、注意力不集中、記憶減退等現象時，可以食用。

食用原則：燕麥棒會增加身體的飽足感，避免在餐前過多食用。

話梅：遇見了難纏的客戶，說的口乾舌燥，吃一顆話梅來潤口生津吧！在餐前食用還可增進食慾，幫你促進營養吸收。

食用原則：市售的話梅中含有多種調味料，不可多吃，每天二到三顆即可。

葡萄乾：當你出現疲勞、腸胃不適、貧血等症狀時，葡萄乾都可以幫到你。

食用原則：糖尿病患者和肥胖的人不適合吃葡萄乾，若你在吃富含鉀元素的藥物或者營養素，也不適合多吃葡萄乾。

海苔：燥熱的夏季吃海苔，可以發揮消暑解熱的作用，它還可以幫你保護心血管、預防高血壓等疾病。

食用原則：海苔鹽分含量較高，每次最多吃二十五克，吃後要多喝水。若你有胃腸問題，就不適合吃海苔了。

花生：花生可以幫你緩解工作中出現的記憶力減退現象，是健腦零食。它還有保護心血管健康，延緩衰老的作用。

食用原則：花生是高脂肪食物，一天最多吃二十粒。

杏仁：長期勞累的你出現了胸悶、乏力、氣短的現象，每天吃幾粒杏仁就能緩解。它還有潤腸通便，延緩衰老、美容養顏的作用。

食用原則：杏仁每天最多吃十五粒。

開心果：長期對著電腦的你，吃點開心果可以保護視網膜，它還有預防心血管疾病、讓你「開心」的作用。

食用原則：開心果多吃易上火，每天宜吃二十粒左右。

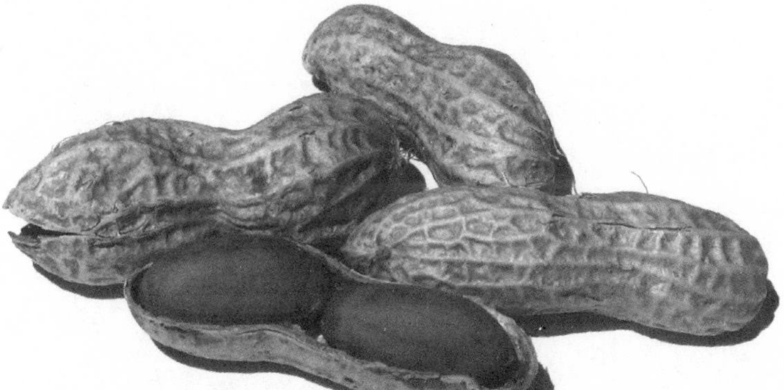

紅棗：長期熬夜導致氣血兩虛、臉色蒼白時就輪到紅棗出場了。

食用原則：一天五顆紅棗就能滿足你補氣血的需求了。

核桃：壓力大、疲勞、失眠、記憶力減退……核桃都可以幫你解決，對大忙人來說，最有用的就是它超強的健腦能力了。

食用原則：核桃一天最多吃兩、三顆，吃核桃時不可喝濃茶和酒。

上班族活力飲：Coffee or Tea?

有一個不知名的人（沒錯，就是我）曾經說過，要看一個人有多忙，就要看他每天要喝多少咖啡和茶，喝得越多忙碌指數就越高。相信大多數的大忙人都會贊同我這句話吧！

大忙人的Coffee or Tea

在忙得不著邊際的生活裡，咖啡和茶成了大忙人不可或缺的提神寶物，如同以下這些場景。

場景一：談判就快要開始了，Kevin揉揉自己的太陽穴，給自己沖了一杯濃濃的咖啡，這已經是和客戶的第五次談判了。

「這次一定要搞定。」Kevin一邊在心裡給自己鼓勵，一邊喝下咖啡，昨天為了這次談判大家又加班開會，有些睏意的他想用咖啡給自己提提神。

健康陷阱：澳大利亞科學家最新的研究顯示，喝咖啡會影響你的判斷力，使你更容易被說服，在緊張時喝咖啡也會加重負面情緒，所以在重要的談判、會議前喝咖啡並不適合。

健康建議：如果是為了提神解睏，那就換成同樣具有解乏功效的茶水或者薄荷糖吧！若是重度咖啡上癮者，那就建議你把咖啡沖稍微淡一點。

場景二：「Kelly，我這裡搞不定了，妳趕緊過來看一下。」在即時通上，同事急著呼叫著多面手Kelly。她一邊敲下「馬上」兩個字，一邊迅速大口地把手邊的茶水喝掉。

健康陷阱：茶和咖啡是最有效的解睏飲品，研究顯示，要想讓它們發揮最佳的解乏作用，就需要「小口細品」，大口喝掉一杯茶或者咖啡就會使它們的作用大打折扣。

健康建議：不要一味追求咖啡和茶的濃度或者量，小口喝會讓你更有精神。

場景三：在Gigi的抽屜裡放著一堆小瓶子，都是各式各樣的營養素，鈣、鐵、維生素，補得不亦樂乎。每天早上，她都要先吃一堆營養素，再喝杯茶或者咖啡，開始一天的工作。

健康陷阱：咖啡和茶會影響營養素的吸收，尤其是鈣離子和鐵離子的吸收，因此營養素和咖啡、茶不可同吃。

健康建議：在吃完營養素至少一個小時以後再喝咖啡和茶。

怎麼樣，上面健康陷阱你中招了嗎？咖啡和茶是辦公室裡最常見的活力飲品，但是要喝對、喝健

康可不是件簡單的事，你得注意以下這些：

◆喝咖啡和茶每天不要超過三杯。

◆咖啡和茶最好用純淨水沖泡，以免自來水中的離子與茶葉或者咖啡發生反應。

◆避免使用滾燙的熱水沖泡咖啡和茶，水溫以八十到九十度左右為宜。

◆OL們在生理期最好暫別咖啡和茶。

◆咖啡和茶不可與菸、酒同時服用。

◆高血壓患者、心臟病患者、慢性腎衰患者、胃潰瘍患者不適合過量飲用咖啡；發燒患者、結石患者不適合飲用茶。

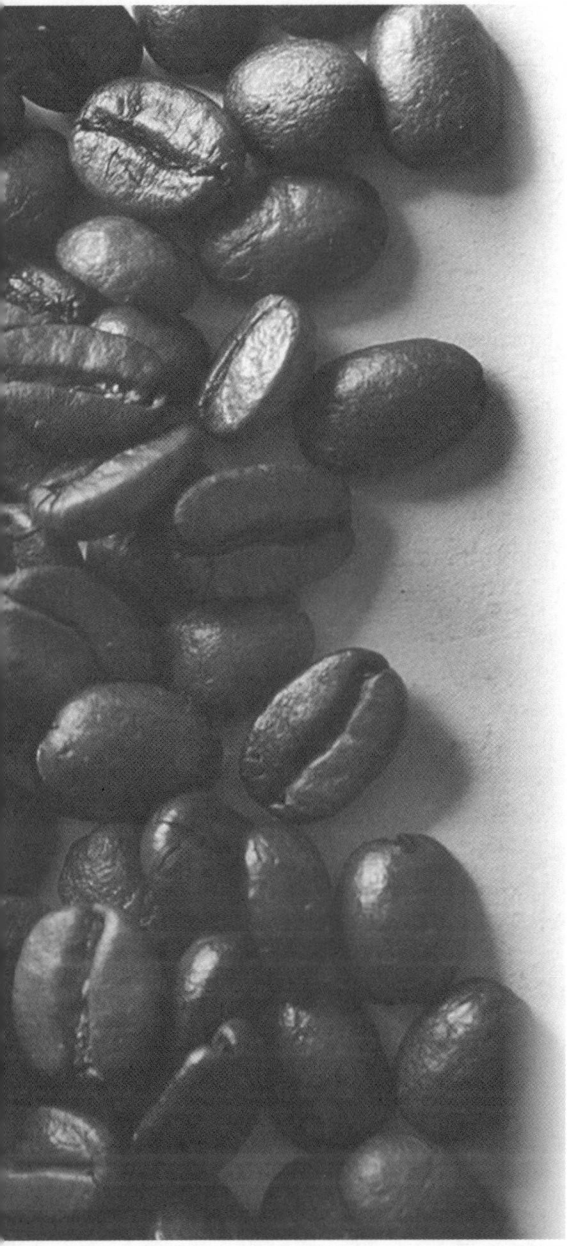

下午茶幫你挽救下降體能

時鐘正指向下午三點，Emily端起一杯錫蘭紅茶，輕輕抿了一口，濃郁醇厚的茶香在口中瀰漫。放下茶杯，她又拿起一塊布朗尼蛋糕品嚐起來，直到蛋糕裡巧克力和起司的味道重新侵佔了口腔的味覺。

看見這樣的場景，你是不是覺得這又是一個無所事事，有大把時間可以浪費的「閒人」在某個悠閒的午後喝下午茶呢？其實不然，Emily和你一樣是寸時寸金的上班人士，繁忙得工作使她每天一到午後就有力不從心的感覺，這時抽出幾分鐘的時間來喝一個忙裡偷閒的下午茶，給自己補充一下能量，不僅能撫慰自己的胃，還可以撫慰情緒。

大忙人的下午茶

一、你可以根據季節來選

◆春季可以選用氣味芳香濃郁的花茶，有解睏意、升陽氣的作用，如茉莉花茶、玫瑰花茶等；茶點可以選擇以玫瑰花、櫻桃、糯米、蜂蜜、山藥等應季食物為原料的點心，如鮮花餅、糯米糕、蜂蜜蛋糕等。

◆夏季可以選用具有清熱解暑作用的綠茶或者薄荷茶；含有草莓、香蕉、綠豆、蓮子、山楂、薄荷等食材的點心也適合食用，如綠豆糕、薄荷布丁等。

◆秋季適合飲用溫熱適中的烏龍茶；秋季正是大量水果成熟的季節，選擇水果甜點做為佐茶食物是不錯的選擇。

◆冬季適合飲用具有溫胃養胃作用的紅茶；冬季的茶點則可優先選取具有禦寒、快速補充能量作用的食物，如富含薑、巧克力、花生、牛奶、堅果等元素的甜點。

二、你可以根據職業來選

◆若你是整天對著電腦的上班族，可以用枸杞、決明子、菊花來泡點明目茶，再選擇富含維生素A和B_1的蓮藕、香蕉、梨、胡蘿蔔、枸杞、芝麻、蛋黃等製成的茶點，如蛋黃派、芝麻糊等，能夠保護視神經，緩解眼睛疲勞。

◆若你經常出差，飲食不定，那麼就可以透過下午茶來養養胃，選擇紅茶、普洱茶、麥茶做為茶品，再吃點桂圓、南瓜、山藥、牛奶、陳皮等養胃食物製成的茶點就更好了。

◆若你是律師、老師或者其他經常會「動口」的職業，就要多喝麥門冬、羅漢果、甘草、菊花、橄欖等食材泡的茶，以保護自己的嗓子，在閒暇時還可以吃點蜂蜜、蓮藕、枸杞、蘿蔔等護嗓食物製成的糕點。

◆若你從事的是股票、基金等壓力過大的行業，那就常吃點減壓食物吧！玫瑰花茶、茉莉花茶、玉蘭花茶等花草茶能夠幫你調節精神壓力，香蕉、酪梨、橘子、杏仁、開心果、核桃、乳製品等減壓食物製成的點心也可以幫助你。

把營養素換成水果

現在是辦公桌大搜查時間，在你的辦公桌裡都有什麼呢？筆、記事本、便利貼、手機、檔案夾、書……在最上方抽屜裡那一堆瓶瓶罐罐是什麼呢？維生素A、維生素C、維生素E、膳食纖維、鐵劑、鈣劑……健腦的、提高免疫力的、抗氧化的，名目繁多。

「沒時間養生，只能靠這些營養素來安慰自己了。」你苦笑著說。

別著急，你還記得那無所不能的水果軍團嗎？用它們來代替你抽屜裡的營養素豈不是更好！

適合日間吃的水果正在來襲

◆「維生素」水果

水果是最天然的維生素來源，富含維生素C的水果有：柳丁、奇異果、柿子、木瓜，它們能幫助你合成膠原蛋白，提高免疫力，預防壞血症；富含維生素A的水果有：芒果、櫻桃、杏、香蕉、香瓜、荔枝，它們能幫你保護眼睛，促進生長發育；富含維生素E的水果有：奇異果、香蕉、梨，它們可以達到抗氧化的作用；能綜合維持身體健康的維生素B群則在橘子、梨、香蕉、葡萄、奇異果中含量較高。

◆「膳食纖維」水果

市售的膳食纖維大多數是從水果以及蔬菜中提取出來的，我們何不直接吃點富含膳食纖維的水果呢？比如桑椹、酸棗、冬棗、鴨梨、石榴、櫻桃等，與你的小藥片相比，它們能更好更健康地促進身體排毒。

◆「礦物質」水果

礦物質也可以從水果中得來，想補鈣可以多吃柳丁、無花果、梨、蘋果；鐵質在櫻桃、葡萄、水蜜桃中含量較高，其中櫻桃更是不折不扣的補鐵水果，其鐵質含量遠遠高於其他水果。此外，芒果、木瓜、西瓜、聖女果、檸檬中富含多種人體所需的微量元素，也十分適合來代替多效的營養補充劑。

你依然愁眉苦臉地說：「有時候，我忙得連仔細挑水果的時間都沒有！」

沒關係，我還有一個挑水果的萬能妙招，那就是——想吃哪種就挑哪種！

別急著吐槽，這也是有科學道理的，中醫學認為，在食補中有一個重要的原則，叫做「胃喜則補」，它是指你的身體缺少什麼，胃就會想要吃什麼，所以在沒空精挑細選時，不妨試試這個原則吧。

不過千萬不要把這個原則當成自己隨便亂吃、暴飲暴食的護身符，在日間吃水果也是有講究的：一些水果空腹吃會傷胃，如香蕉、聖女果、橘子、山楂、柿子，因此不適合在飯前食用；相應的，木瓜、香蕉、山楂、奇異果可以在飯後食用，有促進消化，保護胃腸道的功效，吃對了時間才會更有效。

四兩撥千斤的減壓法

Coco最近右眼皮總是跳個不停，「左跳財，右跳災，阿彌陀佛，可別真有啥災。」她自己唸叨著。果然，很快她就發現自己趕了好幾天的專案裡有一個重要的資料算錯了，忙了好幾天還是得重新開始，Coco覺得自己倒楣透頂了，等閒下來了一定要去廟裡拜拜。

Coco並不知道，眼皮跳正是壓力大的一個小徵兆，在高壓之下工作自然容易出問題。她需要的不是拜神，而是減壓！

暗示壓力的小徵兆

◆眼睛易疲勞，眼皮跳不停（不分左右眼哦）。

◆失眠或者睡眠品質下降，容易醒，醒來就不容易入睡。

◆食慾不振，對以前喜歡的食物也提不起精神來，總是覺得胃裡脹脹的。

◆記憶力大不如前。

◆皮膚狀況變差了，痘痘出現，再怎麼用護膚品也沒有改善。

◆不自覺地出現一些以前沒有的小動作，如咬手指、轉筆、咬筆頭等。

◆突然出現口腔問題，如牙痛、口腔潰瘍、牙齦紅腫等。

如果以上徵兆你有三個以上，就說明你的壓力已經過大了，極需給自己減壓。

最流行的塗鴉減壓法

首先，找一張白紙來做你用來減壓的工具。

你可以像小孩子一樣用筆在上面亂塗亂畫，可以畫小狗、小貓、房子、太陽、小花小草或者其他一切你想畫的東西，也可以隨便畫點線條。若是你的辦公桌上剛好有不同顏色的筆就更好了，用不同的顏色在白紙上塗鴉，感覺會更爽，就這樣一直到畫滿整張紙為止。

不要小看這亂塗亂畫的過程，這可是現在國外最流行的心理治療法——塗鴉減壓法。在塗鴉的過程中能夠釋放你的潛在壓力，使你從心理上得到滿足。

現在，看著你剛剛的創作，這亂七八糟的畫作看上去是不是很有成就感？用力把它揉成團，再用力地把它扔到垃圾桶裡，想像一下，現在你的壓力已經隨著這張紙一同被扔掉了，然後收拾一下心情，重新開始工作。

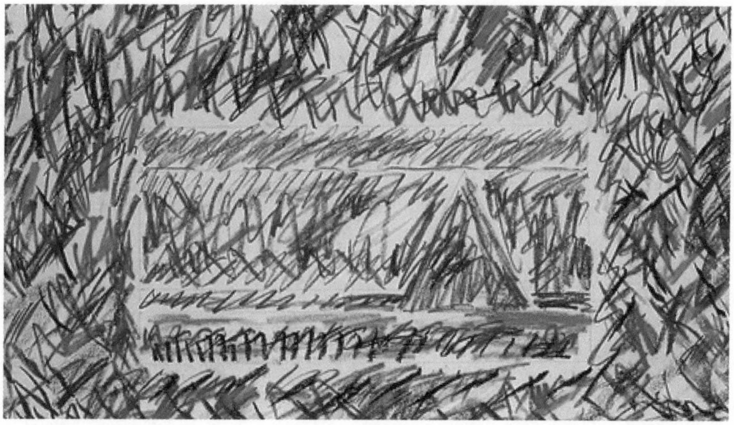

打造你的私人活氧空間

「我發現自己有辦公室頭暈症。」一見面，陳佳佳就失落地和朋友說。

「辦公室頭暈症？這是什麼病，沒聽說過啊！」

「就是一進辦公室就頭暈，待的時間長點就想睡、頭暈、噁心，還集中不了精力，必須出來走一走才行。」陳佳佳一本正經地解釋著。

「得了吧！懶就直接說懶，還編出個什麼症！」朋友取笑起陳佳佳來。

「真的……在其他地方我挺勤快的，出差、在家加班什麼的都可以，就是辦公室……」陳佳佳無力地解釋著。

其實陳佳這並不是什麼「辦公室頭暈症」，她的這種症狀是由大腦缺氧引起的。

很多辦公室由於環境封閉，長期開空調，再加上人口密度較高，都會導致大腦氧氣不足的狀況。大腦缺氧導致的直接後果就是陳佳佳口中的頭暈、頭痛、噁心、疲勞，甚至情緒波動等。

那麼該如何改善這種狀況呢？除了開窗通風和隔一段時間去戶外呼吸一下新鮮空氣外，還有一個更便捷的方法，就是在辦公室裡打造你的私人活氧空間。

私人活氧空間大規劃

一、大空間規劃

若你的私人辦公空間較大，可以選擇發財樹、龜背竹、海芋、富貴竹、橡皮樹等佔據空間較大的植物來製造私人活氧空間。

◆**橡皮樹**：可以清除粉塵、甲醛、一氧化碳、二氧化碳等有害氣體，是淨化空氣，增加氧含量的最佳選擇之一。橡皮樹喜歡陽光，適合擺放在有光照的窗邊。

◆**發財樹**：生長迅速，可以吸收輻射、有害氣體，具有吸收煙塵的作用，若你或者同事有抽菸的習慣，就十分適合養一盆發財樹。

◆**龜背竹**：葉面闊大，光合作用能力強，可釋放充足的氧氣。養龜背竹要常噴噴水，保持葉面清潔，才能夠讓它發揮最大的供氧作用。

◆**海芋**：著名的清塵植物，供氧的同時幫你消除空氣中的有害顆粒物。海芋莖汁液有毒，可遠觀不可褻玩焉。

二、小空間規劃

小空間適合擺放吊蘭、文竹、綠蘿等雅致的綠植，用玻璃容器養些水培植物也是不錯的選擇。

◆**吊蘭**：可供氧、吸收輻射、淨化空氣，同時十分容易養活，且有一定的觀賞價值，適合在辦公室擺放。

◆**文竹**：氣味芳香，除了供氧之外還有殺菌除菌的作用，可以維護你的健康。

◆**綠蘿**：可淨化空氣，吸收甲醛，適合擺放在電腦旁。

◆**水培植物**：吊蘭以及白掌等花卉都可以進行水培養殖，只需購置專用的營養液即可，既乾淨又方便，還能夠幫你的辦公室增加空氣濕度。

三、迷你空間規劃

迷你空間裡適合擺放佔地較少的多肉植物，如仙人掌、仙人球、景天、玉露等。

多肉植物種類繁多，大多數都具有易養活、防輻射、淨化空氣的作用，最適合忙得沒時間打理的你在電腦旁擺放。

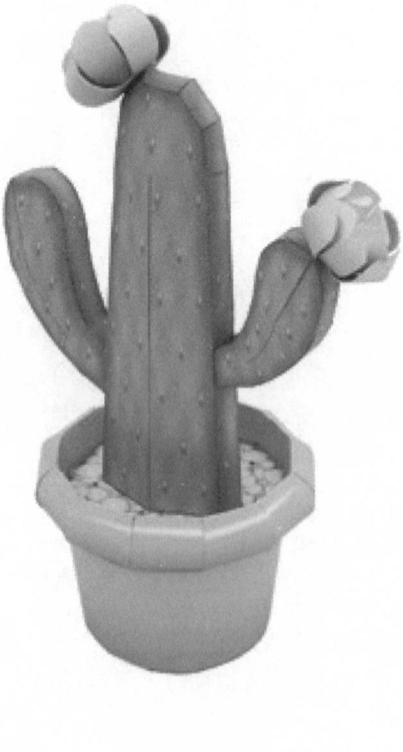

眼疾不怕，用「手」來治

這一次，田先生的眼睛是真的生病了。做為一個程式師，眼睛整日盯著電腦螢幕，難免會有些不適。跟其他人一樣，在眼睛不舒服時，田先生總是滴點眼藥水，再繼續工作，可是這次，眼睛一直痠痛了好幾天，去醫院檢查以後，田先生才知道自己得了「乾眼症」，若繼續發展下去，還可能會角膜穿孔！

這次，田先生是真的害怕了，跟田先生一樣經常對著電腦的你害怕了嗎？

測一測你的眼睛還好嗎？

一、總覺得自己的眼皮下垂，像是沒睡醒一樣，睜也睜不開。

二、常有眼睛乾、眼睛發澀的情況出現。

三、有時候會突然看不清電腦螢幕或者書上的字，揉揉眼睛才能看清。

四、對著電腦時經常會莫名流淚。

五、最近眼屎總是異常的多。

六、眼睛痠痛不止。

七、看電腦或者手機螢幕久了會有肩膀痠痛，甚至頭痛的感覺。

若以上六條有三條以上符合你的狀況，就說明你的眼睛健康狀況已經亮紅燈了，需要趕緊保護好眼睛，不然會和田先生一樣患得「眼疾」；若你有六條以上，就要和田先生一樣趕緊去醫院檢查一下了。

田先生垂頭喪氣地從醫院裡出來，醫師囑咐他平時要注意保護眼睛，少對著電腦和手機，可是自己這工作，又怎麼可能離開電腦呢？

既然如此，那我們就「曲線救眼」，透過穴位按摩來幫田先生緩解眼睛問題吧！

護眼穴位大盤點

◆睛明穴

位置：睛明穴位於雙眼內側眼角上方的凹陷處。

作用：對眼睛疲勞、眼乾、眼澀、視力下降等各種眼病都有治療作用。

按摩手法：掐按、擠按。

◆攢竹穴

位置：位於眉頭凹陷的位置，按壓有痛感處。

作用：對眼睛充血、假性近視、看物體模糊、眼睛疲勞以及由於眼病而引起的頭痛等症有治療作用。

按摩手法：按揉。

◆四白穴

位置：雙目正視前方，眼睛瞳孔正下方約兩公分的凹陷處。

作用：可以治療眼瘻、眼脹、眼睛發癢，還可以預防黑眼圈，對於三叉神經痛也有緩解作用。

按摩手法：按揉。

◆絲竹空穴

位置：位於眉毛末端眉梢的凹陷處。

作用：緩解視覺疲勞，通常用於配合其他穴位，綜合治療各種眼病。

按摩手法：按揉。

◆瞳子髎穴

位置：位於眼睛外側眼眶邊緣的位置，即眼角外一公分左右的凹陷處。

作用：對於眼睛流淚、怕光、眼痛等眼部症狀有緩解的作用，常按它還有緩解魚尾紋的作用。

按摩手法：按揉。

在按摩時可以根據自己眼睛症狀和時間來選擇幾個或者全部的穴位進行按摩，每個穴位按摩一分鐘左右為宜。按摩後快速眨眼三十六次以上，能夠更好地緩解眼睛疲勞，加強治療效果。

頸椎告急，輕鬆搶救

一大早，新來沒多久的劉祕書就在心裡糾結了起來，剛才她把昨天王總交代的資料給送了進去，可是一向看起來和善的王總今天一早就板著臉，一直對著電腦頭也沒轉，用手示意把資料放在桌上就讓她出去了。

「王總是不是嫌我做得太慢了？」劉祕書心裡忐忑不安。

殊不知王總這邊也正在發愁：「最近頸椎痛得愈發厲害了，脖子一動就痛，過一會兒開會脖子這麼僵硬怎麼辦啊？」

頸椎急救手冊

對辦公室常「坐」一族來說，頸椎問題是最常見的問題之一，它主要是由於長期低頭工作或者長期保持一種姿勢對著電腦導致頸部氣血不暢所造成的。因此，要想解救頸椎問題，就必須從調理頸部氣血入手。

第一招：溫熱活氣血

首先將雙手相對迅速搓熱，隨後趁熱將雙手捂住頸部，手溫下降時再次搓熱雙手，繼續捂住頸部，如此重複數次。若時間允許，將雙肩也捂熱效果更佳。

這個動作可以溫熱頸肩部的氣血，促進氣血流通。

註：若你是頸椎病的常客，不妨在辦公室裡備上一個電熱水袋，在頸椎出現問題時用熱水袋來溫熱頸肩部，既省時又省力。

第二招：拍打引氣血

先用右手拍打左手臂，從前手臂一直拍打到肩部，再沿著肩部向上拍打，直到拍打完頸部為止，接著用左手依照這個方法拍打右手臂以及右側頸肩部。隨後，再次用右手拍打左側，重點拍打頸肩部這一段，重複拍打三次，換左手拍打右側。如此重複兩、三次之後會迅速的改善頸肩部的血液循環。

註：在拍打頸肩部時手臂要盡量往後伸，拍打肩部的範圍越大對氣血的刺激作用就越大，在拍打頸部時要注意從後側拍打，拍打的力度要放輕。

第三招：點穴疏氣血

在溫熱和拍打之後，頸肩部已經微微有溫熱的感覺了，你的氣血正在源源不斷地向頸肩部流來，此時打鐵趁熱進行穴位刺激可以幫助氣血盡快沖開頸肩部的堵塞點。

◆**後溪穴**：後溪穴位於手掌的小指外側下方的位置，你無需精確地找到它，只需輕輕握拳，將手掌外側在桌子邊沿上來回滾動就可以刺激到後溪穴了。如此滾動刺激五分鐘即可，可以迅速改善頸肩部的僵硬狀況。

◆風池穴：風池穴位於頸後枕骨下方的凹陷處，它與你的耳垂在同一條直線上，你很容易就可以找到它。當你的頸椎出現問題時，用手指指腹按揉風池穴會有痛感，此時繼續按揉三到五分鐘就可以發揮促進氣血、保養頸椎的作用了。

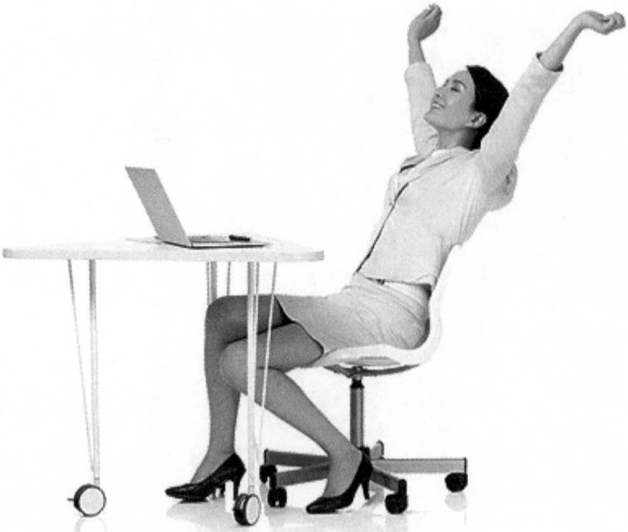

辦公室護腰備忘錄

喬先生的腰痛已經是老毛病了，他總是自我調侃說想當初陶淵明是不為五斗米折腰，而自己就是不折不扣地為了五斗米折了腰，加班多的時候不得不天天貼跌打膏藥才能支撐下來。

喬先生也不是沒有去看過醫生，醫生每次看見他都長嘆一口氣，說腰要靠養、靠鍛鍊，可是看他忙得都快以辦公室為家了，哪裡有空去養、去鍛鍊啊！

其實護腰、養腰並沒有喬先生想的那麼複雜，即使整日都在辦公室裡，也能見縫插針地來護腰。

辦公室適用的護腰小動作

◆伸懶腰

一段時間的緊張工作後，你覺得又乏又累，腰痠背痛，特別想要伸一個懶腰，可是抬頭看一下，同事們都在伏案工作，這時候伸懶腰會不會讓大家覺得自己在偷懶呢？

其實伸懶腰正是身體的一項自我保護功能，在身體感到疲勞時自然而然會產生伸懶腰的動作，它能夠促進身體吸進更多的氧氣。最重要的是，伸懶腰時透過對腰和背的拉伸能夠最有效地緩解腰背疲勞，是最簡便的辦公室護腰大法之一。

為了自己的腰，請盡情伸懶腰：伸起自己的雙手，將它盡力伸到最高，同時盡力拉伸腰背部，隨後慢慢將雙手從兩側放下。

◆插插腰

雙手插腰？不，這太不禮貌了！在社交場合插腰的確不雅觀，那就等你自己一個人坐在座位上時再悄悄地插腰吧！

先搓熱雙手，再自然地把雙手放在腰後捂一捂，捂熱後再輕輕捏一捏自己的腰部。

註：在做這個動作的時候要挺直自己的腰，雙手支撐並溫熱腰部，可以預防長期在冷氣室裡造成的寒氣入侵，特別適合生理期容易腰痛的OL們來做哦！

◆抖抖腿

大忙人抖抖腿更好。這個動作要站著做才行，先雙腿自然分開，再以左腿為重心站立，快速抖動右腿，這時你的右腰也會有微微的振動感。隨後，換成右腿站立，抖動左腿，每天抖動五分鐘就可以緩解腰痠腰痛的症狀。

抖腿、時要注意可以重點抖動自己腰痛更為嚴重的那一側，治療效果更好。

◆揉膝後

中醫說「腰背委中求」，委中穴正是治療腰痛的頭等大穴，它位於人體膝蓋的後方位置，所以常揉揉膝蓋後的位置，可以幫你緩解腰背的問題。

這個動作在你的座位上就可以完成，將雙手放在自己的膝蓋後的膝蓋窩裡，最正中的位置就是委中穴，用四指用力掐揉這個位置，若有明顯的痠麻感就說明你找對了。這時，再繼續掐揉三到五分鐘即可。若你的體質較為敏感，在掐揉委中穴時自己的腰也會有微微的痠麻感，即使沒有痠麻感也沒有關係，持續堅持掐揉就會發揮護腰的作用。

正午打個養「心」盹

在故宮裡，皇帝起居的住所叫做「養心殿」，這似乎意味著要想達到「萬萬歲」的長壽境界，首要任務的就是要養「心」。

對忙得幾乎要把起居室搬到辦公室裡的你來說，如果想要在忙得昏天暗地的日子裡見縫插針地做點有益健康的事，首要的任務也是把自己辦公室變成你的養「心」殿。

在中醫經絡學的理論裡，午時，也就是中午十一點到一點的時間正好是心經運行旺盛的時候，在這段時間裡養「心」事半功倍。

「那我要做點什麼來養『心』呢？」

答案是什麼也不做！

中醫認為養「心」最有效的方式，就是凝神靜氣，在正午時分打個盹可以使操勞了一上午的「心」得到片刻的休養，更有助於促進心臟的健康。

辦公室裡的養「心」絕招

絕招一：睡前敲敲臂

心經上的穴位是從人體小指開始沿著手臂內側一路向上分布的，在午睡前先手握空拳，輕輕敲一敲另一隻手臂的內側，就能夠達到刺激心經氣血運行的作用，敲完後再午睡養心效果更好。

絕招二：找好睡姿

在辦公室午睡千萬別趴在桌子上睡，因為這樣睡會壓迫神經，還會引發頭暈、眼花等大腦缺氧的症狀。

正確的做法是：靠在椅背上小憩一會兒，你可以備一個靠枕來使自己休息得更舒服一點，若是條件允許的話還可以在辦公室裡備一張睡椅，在午間躺下來休息。

絕招三：和「狼」學假寐

也許你會覺得在辦公室裡想要入睡十分困難，那就學學假寐養心的方法吧！在《聊齋志異》的〈狼〉一篇中，蒲松齡先生曾經如此描述等待捕食的狼：「目似瞑，意暇甚」，意思是說牠閉上了眼睛，神情悠閒。這六個字也說出來午間打盹的健康原則：首先要閉上眼睛，其次要放鬆心情，你可以在午休時聽一點輕音樂來幫助自己悠閒地休息一會兒。如果真的不能入睡，那也不必強求。

絕招四：別把午覺睡成「誤」覺

正午打盹的時間要以不超過半個小時為宜，時間過長反而會使下午的大腦變得昏昏沉沉，所以在午睡時要注意時間的控制，避免影響下午的工作。

動手動腳來養胃

測一測你的胃幾歲了？

一、你有食慾不振、對吃飯提不起什麼精神來的情況嗎？

A、經常有。

B、偶爾有。

C、幾乎沒有。

二、你吃飯後會有腹脹不消化或者噁心、反胃的感覺嗎？

A、經常有。

B、偶爾有。

C、幾乎沒有。

三、你的嘴唇是什麼顏色？

A、蒼白，無血色。

B、明顯的發紅。
C、自然的血色。

四、你的大便規律嗎？

A、不規律，常有腹瀉或者便祕的情況出現。
B、大便不規律，但很少腹瀉或者便祕。
C、很規律。

五、你有口臭嗎？

A、有很嚴重的口臭，刷牙也不管用。
B、偶爾有口臭。
C、從來沒有。

六、你飯後打嗝嗎？

A、常打嗝。
B、只有吃太飽了才打嗝。
C、很少打嗝。

七、你有沒有過燒心的感覺？

A、經常有。

B、偶爾。

C、很少。

八、你會胃痛或者腹痛嗎？

A、經常痛。

B、偶爾痛。

C、很少痛。

九、你三餐規律嗎？

A、工作這麼忙怎麼可能規律，什麼時候下班什麼時候吃。

B、忙得時候不規律，假日還是比較規律。

C、我是不論多忙都要吃飯族。

解答：

選A得兩分，選B得一分，選C得負〇．五分，最後再用你現在的年齡加上你的得分，就是你的

「胃齡」了。

你的胃也超齡了嗎？

沒關係，動動手、動動腳就能健康脾胃！

動手動腳來養胃

一、動手——穴位止胃痛

急性胃痛總是猝不及防又來勢洶洶地折磨著你，若你也曾經強忍著胃痛工作，一定知道這種感受。

此時，只要刺激兩個穴位就可以幫你迅速止住胃痛，這兩個穴位是靈台穴和至陽穴。

靈台穴和至陽穴都位於督脈之上，位置大概在我們背後脊柱的上半部分，大致和前胸在同一個水平上。

當你胃痛的時候可以用拳頭按壓背後對應位置，找到最痛的痛點重點按壓三分鐘左右，即可迅速止痛。若你的胃病是老毛病了，可以在辦公室常備一個網球，胃痛時把網球放夾背和椅子靠背之間，放這兩個穴位所在的位置上，透過滾動網球來刺激穴位達到止痛的作用。

二、動腳——腳趾養胃操

動動手止住了突如其來的胃痛，但是這老胃病還是不知道什麼時候又會發作了。都說胃病要靠養，但是對大忙人們來說哪有時間慢條斯理地天天熬中藥湯來養胃護胃呢？

不要急，做一做腳趾養胃操，透過活動腳趾就可以達到保養脾胃，促進消化的作用，而且做起來非常隱蔽，不論你是在開會還是在工作，都可以在座位底下悄悄地做。

具體做法如下：

第一步：先放鬆雙腳，自然活動雙腳的腳趾，接著用腳趾用力抓住鞋底，保持一到三分鐘，隨後放鬆，再次用力抓住鞋底，保持一到三分鐘後放鬆，重複數次。

第二步：放鬆腳趾，然後腳趾快速彎曲抓住鞋底，再迅速放鬆，如此重複三分鐘。

第三步：踮起雙腳，用腳趾踩著地面，雙腳用力向下彎曲，壓到最低點時保持一到三分鐘，放鬆之後再次按壓腳趾。

做這個腳趾操一點也不會影響你的正常工作，對因為脾胃虛寒而常常手腳發冷的你來說，更是十分適合，它能夠幫你促進足部血液循環，有暖足暖身的作用。

讓「情緒病」無處可逃

這是威廉連續第三年獲得公司的銷售冠軍了，這些年來工作越來越忙，業績越來越好，但他感覺自己對工作的熱情早就大不如前了，有時候甚至覺得這樣整日忙忙碌碌毫無意義，最煩人的是，失眠也開始找上了他。趁著休假的時候，威廉找醫師諮詢，醫師拿出一張情緒測試表來讓威廉做。

情緒測試表

根據自身狀況，寫出下面問題符合的答案：持續有、常有、偶爾有或者很少有。

一、感到情緒沮喪。
二、早晨心情最好。
三、要哭或想哭。
四、夜間睡眠不好。
五、吃飯像平時一樣多。
六、性功能正常。
七、感覺體重減輕。

八、為便祕感到煩惱。
九、心跳比平時快。
十、無故感到疲勞。
十一、頭腦像往常一樣清楚。
十二、做事像平時一樣不覺得困難。
十三、坐臥不安，難以保持平靜。
十四、對未來滿懷希望。
十五、比平時更容易激怒。
十六、決定什麼事都很容易。
十七、感到自己有用和不可缺少。
十八、生活很有意義。
十九、假若我死了別人會過得更好。
二十、仍舊喜愛自己平時喜愛的東西。
計分：第一、三、四、七、八、九、十、十三、十五、十九、二十題，選「偶爾有」記一分，「很少有」

記兩分，「常有」記三分，「持續有」記四分；第二、五、六、十一、十二、十四、十六、十七、十八題，選「偶爾有」記四分，「很少有」記三分，「常有」記兩分，「持續有」記一分。

將你所得的分數除以八十得到最後的得分。

結果：〇・五以下者為無抑鬱；〇・五～〇・五九為輕微至輕度抑鬱；〇・六～〇・六九為中至重度抑鬱；〇・七以上為重度抑鬱。

這是世界範圍內最權威的「抑鬱症自測表」，威廉看著自己的分數，原來自己已經患了中度抑鬱症了，他一下子慌了神，現在該如何是好呢？

情緒病自救小偏方

中醫認為抑鬱症主要是由於肝氣鬱結、氣血瘀滯引起的情緒失調反應，要想改善症狀就要從疏肝理氣、調節氣血做起。

◆快樂穴位

膻中穴具有寬心順氣的作用，可以有效的防治抑鬱症，它位於人體胸部雙乳連線中點的位置，若你的情緒不太好，那麼按壓這個位置就會產生較大的痛感。用手指點按膻中穴一分鐘，再用雙手手指從膻中穴向雙乳外側梳理，可以幫你調節情緒。

◆快樂食物

玫瑰花茶、茉莉花茶都有養肝平氣的作用，適合情緒不佳時飲用；櫻桃、葡萄柚、牛油果、香蕉是常見的快樂水果；別名「忘憂草」的黃花菜也可以幫你調節情緒哦。

◆快樂色彩

對每天大部分時間都待在辦公室裡的大忙人來說，用顏色來裝點自己的辦公環境也可以幫你緩解情緒病。陽光一樣的淡黃色、溫暖的暖白色和米白色，還有清新的綠色都是不錯的選擇。在色彩上動動心思，告別千篇一律的黑、白色，讓自己的辦公桌也跟著顏色一起跳動起來吧！

破解「上班症候群」的魔咒

場景一：「手機怎麼這麼長時間沒響了，不是沒信號了吧？」欣然一邊想著一邊把放在辦公桌邊上的手機又拿來看了一次，順便又看了一下有沒有新郵件。

有時候欣然覺得自己幾乎要成了手機的奴隸，二十四小時online不說，每天一睜眼就是先看手機，走路、上廁所、洗澡時都要把手機放在旁邊，連工作的時候都要不時抽時間來check一下手機。

症候群：手機依賴症。

分析：手機依賴症以及電腦依賴症等電子產品依賴症都屬於心理疾病的一種，過度關注它們會讓你的身體始終處於一種應激狀態，長此以往會影響你的注意力，還可能誘發焦躁、焦慮等心理問題。

對策：每次想要看手機時先在心裡給自己做個任務約定，比如完成這一小段工作再看，或者數完五十個數再看都可以，在完成任務之後再手機，隨後不斷把這個任務的時間拉長，慢慢地你就會在工作時忘掉手機這回事了。

場景二：最近劉先生總是覺得自己疲勞不堪，一次加班之後好幾天休息都補不回來，更可惡的是各式各樣的小毛病都找上了他，咽喉腫痛、關節疼痛、頭痛相繼襲來，最近他還明顯覺得自己的記憶力和注意力都大幅下降了。

症候群：慢性疲勞綜合症（它還有一個時髦的名字叫做雅痞症）。

分析：慢性疲勞綜合症多發於長期壓力過大的「忙一族」，它是由於工作時間較長、壓力較大、疲勞長期累積所導致的。若你疲勞不堪的狀況持續達六個月以上，同時伴有免疫力低下的狀況，那就可能是雅痞症的患者了。

對策：用「番茄工作法」來調整自己的工作時間，全心工作二十五分鐘之後休息三到五分鐘，再全心工作二十五分鐘，如此重複四個二十五分鐘之後，休息二十五分鐘。「番茄工作法」不但能顯著提高你的工作效率，還會讓你得到適當的休息，避免大腦長期疲勞。

場景三：「黑色星期一」又要來了，週日的晚上，秦小姐拖拖拉拉不想上床睡覺，一想到明天又要回去上班就頭痛。每週一她都進入不了狀態，頭暈、疲勞、食慾不振、注意力集中不起來，工作效率也跟著低下來，最後就變成惡性循環了。

症候群：週一綜合症。

分析：週一綜合症常見於工作壓力較大、工作節奏較快的人群，從週末的休整狀態轉化到緊張的工作節奏時，他們的身體和心理都會出現各式各樣的不適反應，在較長的假日剛剛結束時也會有類似的症狀。

對策：在週五下班前計畫好下週一的工作，幫助提高週一的工作效率。週末或者節假日時不要一味臥床休息，或者整天宅在家裡，以免大腦過於鬆弛，應該安排適量的休閒活動，如逛街、運動等，避免原有的緊張生活節奏驟然遭到破壞。

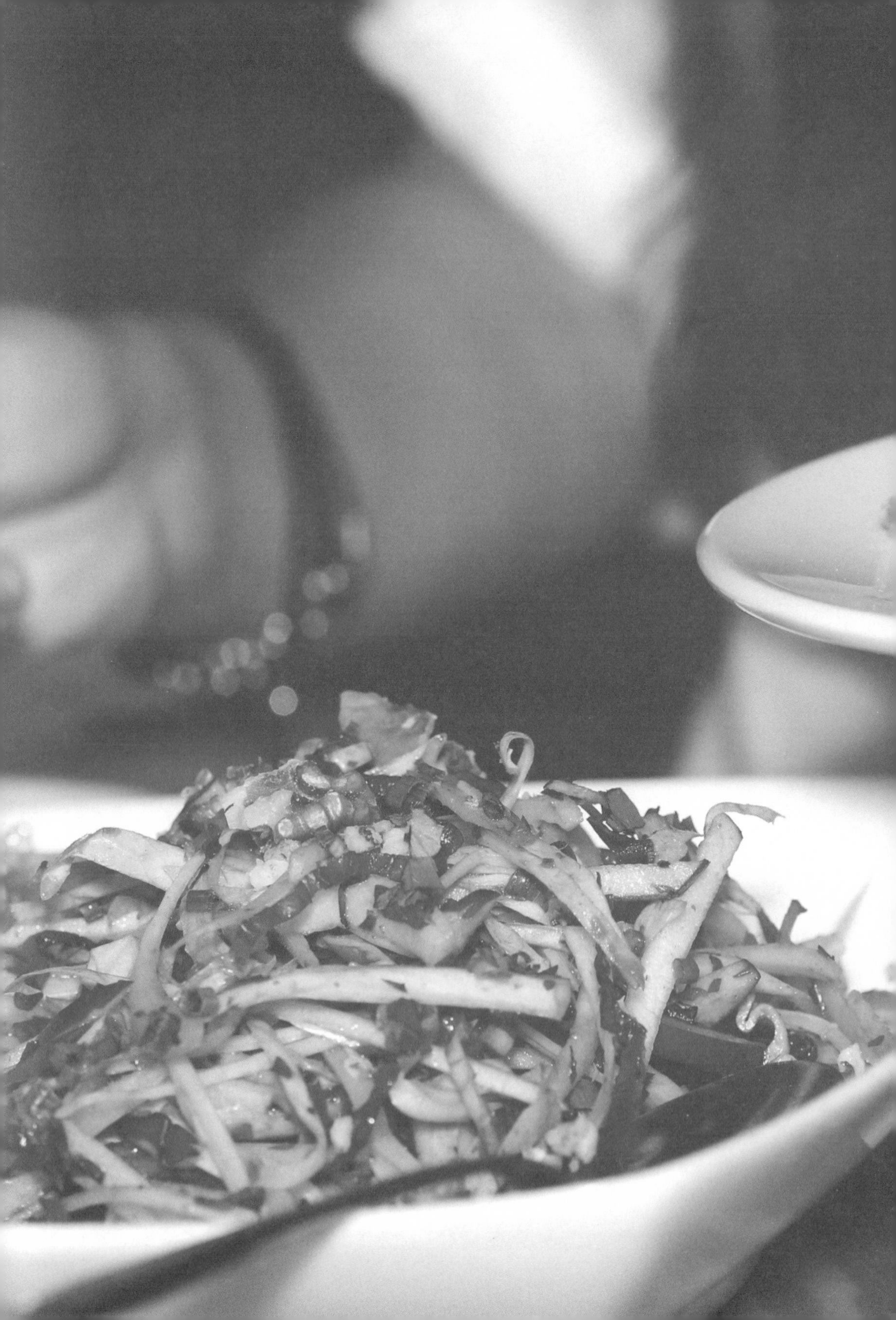

chapter 4

微養生：下班後的健康接力站

下班之後你都做些什麼？
約會？上網？看電影？睡大覺？
還是繼續在家加班呢？

不妨，來養養生吧！
只要一點點時間就可以了，
這就叫做微養生。

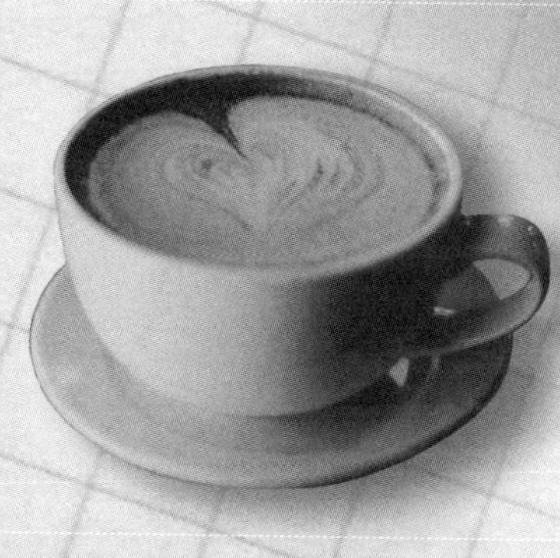

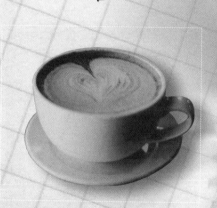

下班了，在辦公室先「變變身」

已經連續加班兩週了，今天終於能按時下班，安妮看著電腦上的時間，歸心似箭。一下班，她就立刻關了電腦，收拾好東西，恨不得立刻飛奔回家。

美玲叫安妮先等一等，繁忙得工作讓她的大腦和身體都處於緊張的應激狀態，立刻就回家的話身體和大腦都無法迅速實現從工作狀態到休息狀態的轉變，這樣即使人下了班，身體和心靈也無法跟著下班。

不如換個下班方式，先在辦公室裡變個身，把自己從「職場大忙人」的狀態中轉變出來。

大忙人的華麗變身

變身第一步：身體下班操

工作了一天之後，你的身體已經有了些許的僵硬，因為久坐，腰、背、頸椎等部位的氣血流通已經不太順暢了，總是對著電腦，你的眼睛也有些疲睏了，這時做一個下班操讓緊張的身體鬆口氣吧！

先輕輕搖搖頭，將頭用力向右側肩膀上靠，能靠住肩膀最好，若是靠不住則盡力向下，保持五秒鐘，此時你的脖子和肩膀會有強烈的拉伸感，隨後換到左側再做一次。

接著雙手放到身後，在背後將雙手握起來，再將胳膊向上抬舉，到達最高點後保持五秒鐘，可以藉助椅子的力量來拉伸手臂和背。

隨後輕輕扭扭腰，將雙腿伸直，腳後跟向前蹬出，拉伸五秒鐘，接著將身體用力向下壓，再保持五秒鐘，最後自由的晃動一下腿部就可以了。

變身第二步：心靈轉換術

健康的工作習慣第一條就是不要把生活帶到工作中來，同時也不要把工作帶到生活中來，所以，在下班之前先放空一下心靈，把工作的事丟到辦公室吧！

用前面教的腹式呼吸的方法來深呼吸數次，輕輕閉上眼睛，在心中默默做加法運算，從一加二、二加三、三加四開始算起，集中精力算對每一道題，這樣你的大腦就沒有精力再去考慮其他的事情了，一分鐘之後睜開雙眼，再深呼吸一下，想像一下自己下班後要做那些與工作無關的事，是不是很期待呢？現在就可以下班去實施了！

看，只要幾分鐘的時間，你就變身成功了！

晚餐中的食物黑名單

「Baby，今晚我有時間陪妳吃飯，想吃什麼，挑個地方吧！」看手頭的工作馬上就要完成，郭先生抽空給女友發了個簡訊。

「只要有你就是完美晚餐，吃什麼都行。」看見女友回傳過來的簡訊，郭先生甜蜜地笑了。

這樣的對話是不是經常在你和你的親密戀人之間出現呢？忙碌了一天之後，能在戀人或者家人陪同下吃一頓溫馨的晚餐是多麼讓人開心的事。和郭先生一樣，對很多上班族來說，與匆忙得早點和應付式的午餐相比，晚餐成了最重要的一餐。

這一餐的食物選擇自然非常重要，若是抱著和郭先生的女友一樣吃什麼都行的態度，恐怕這晚餐就不那麼完美了。

那麼，晚餐到底要吃什麼呢？

選擇完美晚餐就是要避開禁忌食物，下面這幾種食物就不適合在晚餐享用，在你的菜單裡劃掉它們吧！

晚餐黑名單

◆生薑——有句諺語是「晚上吃薑賽砒霜」，薑屬於熱性食物，有提升陽氣的作用，早上吃可以促進陽氣升發，但是晚上正是身體陽氣下降的時候，這個時候吃薑會干擾身體的自然代謝規律，也會誘發上火。所以，晚餐盡量不要選擇薑母鴨等以薑為主料烹製的食物，至於調味所用的薑，由於其量非常小，所以對人體的作用微乎其微，無須擔心。

◆油炸食物——炸雞腿等炸製食物不易消化，晚餐吃會加重胃腸負擔，不但影響夜間的休息，還易誘發高血脂等症。

◆高鹽食物——與白天相比，晚上吃高鹽食物對健康的危害更大，除了引發血管疾病外，過多的鹽分還會刺激血管，引發血壓波動，造成失眠。

◆豆製品和紅薯——豆類和紅薯中含有一種人體非常難吸收的複合糖「蜜三糖」，胃腸道在消化它時會產生大量的氣體，食用過多豆製品和紅薯容易引發消化不良、腹脹，影響睡眠。

◆碳酸飲品——可樂、雪碧等碳酸飲品中都含有一定量的咖啡因，它會讓你在吃過晚餐後依然興奮得不想睡覺，所以晚餐的飲品不要選擇碳酸飲品，同時還要注意避開用可樂烹製的食物，如可樂雞翅等。

◆高鈣食物——人人都想補鈣，但是補鈣盡量不要在晚上進行，若你在晚餐中攝入了較多的鈣，而夜間身體各個器官都進入了休息狀態，此時鈣就會在人體的尿道等部位沉積下來，形成結石。常見的高鈣的食物有海帶、蝦皮、貝類、骨湯，若菜餚中出現了這些食物，你就要注意控制進食的量。

飲食男女的性別攻略

郭先生和女友最後選擇了一家有情調的西餐廳來共進晚餐，在點菜時，郭先生特別注意避開了晚餐的高危險食物，想要和女友一起吃一頓營養又美味的晚餐。

讓我們一起來看看郭先生和女友的菜單：沙拉、龍蝦、培根牛肉、番茄濃湯，還有一些甜品。郭先生非常紳士地把龍蝦放在了女友的面前，想要她補補身體，女友說郭先生經常加班，總是在辦公室裡吃便當，應該多吃點龍蝦。

其實，從營養學的角度來說，男女由於生理結構不同，適合吃的食物也不盡相同。

最適合男性的營養食單

◆富含番茄紅素的食物

番茄紅素是抗氧化性最強的食物之一，它能夠強力的清除前列腺中的自由基，有效預防和治療各種前列腺疾病，可以說是前列腺的守護神，因此男性應多吃富含番茄紅素的番茄、葡萄柚、芭樂等食物，其中番茄中的含量最高。

◆富含鋅的食物

鋅是合成男性荷爾蒙時必備的元素之一，它還參與著男性生殖的多個過程，可以說，鋅是男性的魅力元素。富含鋅元素的食物有海產品，如牡蠣、龍蝦等，瘦肉和肝臟類食物中的鋅含量也較高。

◆富含精氨酸的食物

精氨酸是精子蛋白的主要成分，它可以促進男性精子的合成，所以吃點富含精氨酸的泥鰍、墨魚、海參、花生等食物也可以幫你保持男性活力。

◆養陽食物

在傳統醫學的理論中，男性屬陽，所以在你的餐桌上也適合加點韭菜、洋蔥、大蔥等養陽食物。

最適合女性的營養菜單

◆富含鐵質的食物

女性因為生理期的原因，每個月都會有大量的血液流失，所以對女性來說，養生的第一要訣就是補血。鐵質是參與造血的重要成分之一，多補充點可以讓妳氣血充盈。常見的富含鐵質的食物有動物肝臟、蛋黃、瘦肉、菠菜、黑木耳等。

◆補血食物

從中醫的角度來說，紅棗、桂圓、桑椹、葡萄、阿膠等都有補血的功效，所以這些食物也適合成為女性餐桌上的常客。

◆滋陰食物

中醫認為女性屬陰，因此具有滋陰功效的食物最適合女性進補，如鴨肉、枸杞、銀耳、百合、燕窩等。

◆溫熱性食物

與男性不同，大多數的女性都是偏寒性的體質，常有手腳冰涼、痛經等問題，所以羊肉、牛肉、桂圓、荔枝、大蔥等暖胃溫熱的食物就成了女性用餐時不錯的選擇。

從營養學的角度來說，餐桌上的龍蝦和番茄更適合郭先生食用，而牛肉則更適合女友食用，當然，這只是一個營養學上的參考。

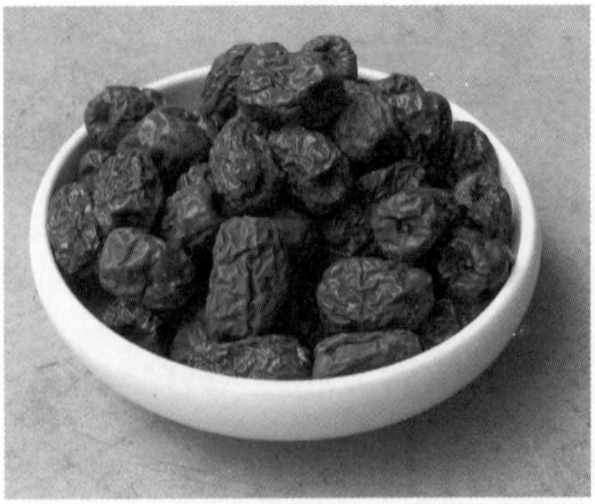

重視餐桌上的色彩學

每年冬季，享譽世界的色彩權威Pantone公司都會發布第二年的流行色報告，比如二〇一三年是活躍、飽滿的寶石綠，而二〇一四年則是神祕、優雅的蝴蝶蘭紫，這些繽紛的色彩裝點著日常生活的角角落落，彩妝、衣服、領帶、珠寶……

可是你知道嗎？色彩學不僅僅是時尚界的事，在養生界也有色彩學，現在就讓我們一起來看看餐桌上的流行色報告吧！

餐桌流行色報告——TOP 6 COLORS

一、綠色：餐桌上最常見的顏色，大多數葉菜類蔬菜和一些瓜果類蔬菜都是綠色，如菠菜、黃瓜、菜心等。

從色彩心理學的角度來說，綠色的食物可以給人健康、安全感，可以幫助人緩解緊張情緒，發揮安撫情緒的作用。

從養生學的角度來說，綠色食物的熱量較低，且綠色食物中通常富含可以促進造血的鐵質、對心血管健康有利的葉酸以及維生素B群，十分適合想要保持身材的OL以及有心血管問題的人食用。

二、紅色：典型的紅色食物有番茄、蘋果、山楂、紅椒、辣椒等。

從色彩心理學的角度來說，紅色的食物可以激發食慾，如用辣椒調味的菜餚往往會讓你胃口大開。

從養生學的角度來說，紅色的食物中常富含番茄紅素以及維生素C，常吃紅色食物可以幫你抗氧化、抗衰老，提高免疫力。

三、橙色：代表食物有胡蘿蔔、南瓜、甜椒、柳丁、橘子等。

從色彩心理學的角度來說，橙色食物會讓你心情舒暢愉悅，在心情不好時吃點橙色的瓜果，可以幫你調節情緒。

從營養學的角度來說，人體中重要的β胡蘿蔔素的主要來源就是橙色食物，它能夠幫助人體合成維生素A，進而發揮保護眼睛、維持骨骼健康、促進生長發育的作用。

四、黑色：代表食物有黑米、黑豆、黑花生、黑芝麻、黑木耳、烏骨雞等。

從色彩心理學的角度來說，黑色的食物具有堅固、穩重的感覺，所以進食黑色的食物會有飽足感，還有鎮定、安眠的作用。

中醫學認為，黑色的食物入腎，具有護腎養腎的功效，此外，黑色食物中鐵質的含量也較高，有一定的補血作用，同時黑色食物還有清除自由基、抗癌的功效。

五、白色：常見的白色食物有銀耳、燕窩、雪梨、白蘿蔔、百合、冬瓜、白米、豆腐等。

從色彩心理學的角度來說，白色食物有平靜情緒、解煩解渴的作用，在心氣煩躁或者天氣炎熱時，吃點白色食物是最好的。

白色食物被中醫認為是具有補肺益氣作用的食物，具有保護呼吸系統、滋陰潤燥、生津養胃的功效。

六、紫色：代表食物有茄子、葡萄、紫甘藍、桑椹、紫薯等。

心理學家認為，紫色會帶給人些許的不安感，因此它不適合做為餐桌上的主要色彩出現，只適合適量地補充。

在紫色食物中含有一種特殊的營養物質——花青素，它是一種良好的天然氧化劑，有抗衰老、抗癌防癌的功效。

現在，你已經瞭解了餐桌上的流行色了，在點餐時根據自己的需要和身體狀況，給餐桌配配色吧！

和食物一起過「節」

王小姐在電梯裡遇上了老外上司John，他笑著問她今天過節吃什麼。王小姐一怔，她的腦子飛速旋轉著：「感恩節剛過去，耶誕節還沒來，今天到底是什麼節呢？」

John看她一臉疑惑的樣子，笑著說：「一定是最近加班太多了，妳連冬至這麼重要的節都給忘了。」

王小姐一邊做出恍然大悟的樣子，一邊在心裡暗說：「冬至也算節？」

相信很多人與王小姐一樣，整天忙著過愚人節、感恩節、萬聖節、耶誕節這些漂洋過海的節日，卻從來沒有注意過老祖宗留下來的另一種節——節氣。事實上，節氣是老祖宗根據氣候變化以及自然界陰陽之氣運行規律制訂出來的節氣，掌握節氣養生的方法就是中醫中所說的順應自然的養生之道，而節氣養生最簡便的就是從「吃」做起。

「食」在節氣

一、春

◆立春、雨水：此時自然界陽氣升發，陰氣下降，應多吃促陽養肝的食物，如韭菜、豆芽、生

菜、薺菜、莧菜、水芹菜等各種野菜。

◆驚蟄、春分：氣溫開始回升，易上火，可多食豌豆苗、蜂蜜、荸薺、菊花、竹筍、馬齒莧、芹菜等食物以預防「春季燥熱」；同時氣溫回升，細菌和病毒肆虐，易患傳染病，可多吃富含蛋白質的牛奶、瘦肉、雞蛋、豆腐等食物以增強免疫力。

◆清明、穀雨：這是花開草綠、柳絮齊飛的季節，易產生過敏現象，宜多吃維生素豐富的食物，如胡蘿蔔、油麥菜、小白菜以及新鮮的瓜果；氣溫回升後，濕度加大，宜食祛濕健脾的食物，如鯽魚、萵筍、胡蘿蔔、山藥、扁豆、薏仁、紅豆等。

二、夏

◆立夏、小滿：陽氣益盛，宜養心，可多吃燕麥、堅果、蓮子、木耳、糙米、紅豆、蘋果，吃傳統的立夏五豆飯或者五豆粥是不錯的選擇。

◆芒種、夏至：陽氣升高，雨量增多，身體代謝加快，易患皮膚病，可多吃綠豆、紅豆、黃花菜、冬瓜、絲瓜等清熱食物，少食辛辣食物，也要多食魚類、瘦肉類等優質蛋白質來源食物，滿足身體代謝需求。

◆小暑、大暑：陽氣最盛，宜吃清熱食物、苦味食物、生津食物，如苦瓜、苦菜、黃瓜、西瓜、生薑、綠豆、烏梅等，宜多喝熱水。

三、秋

◆**立秋、處暑**：暑氣未消，應多食滋陰、解渴、健脾胃的食物，如梨、銀耳、蜂蜜、芝麻、蓮子、桂圓、紅棗、百合、燕窩等。

◆**白露、秋分**：天氣轉涼，宜順應天氣食用養肺、潤燥的食物，如橄欖、川貝、百合、沙參、玉竹、雪梨、豬肺、杏仁等。

◆**寒露、霜降**：寒氣較盛，飲食上要開始注意防寒，多食肉類和其他進補食物，如羊肉、鴨肉、雞肉、牛肉、蘿蔔、柿子、栗子等食物。

四、冬

◆**立冬**：天氣變冷，開始進食熱身禦寒、增加熱量的食物，如羊肉、薑母鴨等各種肉類烹製的食物，在一些地方也有吃餃子過立冬的習俗。

◆**小雪、大雪**：冬季進補的良時，可食用人參、黃耆、枸杞、鴨肉、鵪鶉等補氣食物。

◆**冬至**：陰氣最盛，最宜進補各類補品，如阿膠、黨參、羊肉、枸杞、核桃、海參、桂圓等，進補的同時要注意搭配食用清淡粥類食物，避免上火。

◆**小寒、大寒**：最宜補腎，可多食黑色食物，如黑豆、黑米、黑芝麻等，堅果、核桃、驢肉、鵪鶉等也可食用。

吃點助消化的餐後食物

王小姐和朋友一起去吃羊肉來度過冬至，剛吃完，她就打了個飽嗝，「糟糕，又吃多了。」前陣子一直加班，王小姐好長時間沒有好好吃一頓晚飯了，今晚不由得就吃多了。

「又能省好幾天的飯錢。」王小姐自嘲地和朋友說，這已經不是她第一次吃多了，平時工作忙吃不好，一到休息日就恨不得一次補上，接下來好幾天肚子都不舒服。

「我看啊，妳得吃點什麼消消食了。」王小姐的朋友建議說。

消食需零食

零食一：山楂

食療作用：可以刺激胃酸分泌，促進消化，有開胃消食的作用。

食療方法：將山楂在鐵鍋中乾炒至微微發焦，再泡水飲用，消食效果最佳，也可直接食用生山楂或者山楂丸等山楂製品。

適用範圍：適用於暴飲暴食引起的腹脹，特別適用於食用肉類引起的腹脹和消化不良。

食用禁忌：孕婦、胃酸過多的人以及糖尿病患者不適合食用山楂。

零食二：金桔

食療作用：金桔氣味芳香，具有開胃生津、理氣解鬱的作用，還有一定的醒酒功效。

食療方法：直接泡水飲用即可，也可食用由金桔製成的金桔餅等小點，具有同樣的功效。

適用範圍：金桔適用於各種類型的腹脹和消化不良，無論是過食型的消化不良還是氣滯型的腹脹都可以用金桔來治療。

食用禁忌：食用金桔前後一小時內不可飲用牛奶和豆漿等蛋白質豐富的食用，否則會加重消化不良的症狀。

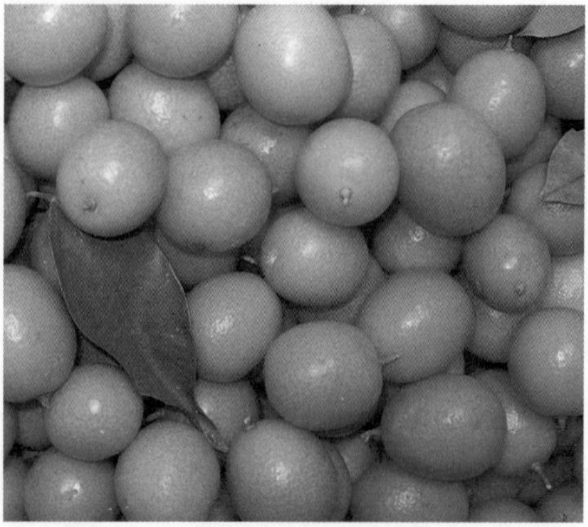

零食三：鍋巴

食療作用：鍋巴有補脾、養胃、消食、止瀉的作用。

食療方法：在燜製米飯時將米飯燒到微微發焦即可食用，也可買市售烘焙而成的鍋巴，但要注意避免調味過重的，以原味為佳。

適用範圍：特別適用於主食類食物引起的腹脹、消化不良，如米飯、麵食等。

食用禁忌：自製鍋巴時要注意把握火候，避免鍋巴燒糊，鍋巴類食物只可少量食用，多食會上火。

零食四：白蘿蔔

食療作用：白蘿蔔具有理氣除脹的功效，還有醒酒的作用。

食療方法：生嚼即可，煮水食用也可。

適用範圍：白蘿蔔特別適用於飲酒積食之後食用，具有解酒、消除脹氣、幫助消化的功效。

食用禁忌：白蘿蔔性寒，脾胃虛寒容易腹瀉的人不適合過量食用。

有了這幾樣零食的幫助，王小姐終於不再擔心她的肚子了。

饞嘴族的健康宵夜

「嬛嬛，再來吃一碗湘蓮燕窩吧！」電視劇《甄嬛傳》裡，夜已深，皇上和甄嬛一邊秉燭夜談，一邊吃著豐富的宵夜。

「又吃，天天這麼吃，甄嬛遲早吃成肥婆，到時候皇上和果郡王誰都不要，看她還怎麼在後宮折騰。」剛剛下班的Jane一打開電視就看到這一幕，恨恨地抱怨著。

想當初，Jane也是個饞嘴的宵夜族，為了身材和健康，她忍痛戒掉了吃宵夜的習慣，可是工作一緊張，她還會不由自主的靠吃宵夜來緩解壓力。每次吃完，她的心裡都會充滿了負罪感，現在看見電視劇裡的人吃宵夜吃得怡然自得，Jane不自覺就會生起悶氣。

若是妳和Jane一樣，也想像後宮裡的嬛嬛一樣心安理得地享受完美的宵夜，那就需要掌握健康吃宵夜的攻略了。

吃宵夜健康攻略

攻略一：「看人下菜」選食物

◆若你已經加班到半夜，想要吃點宵夜補充點能量，好繼續完成成堆的工作，那就需要選一些耐飢的食物以補充體力，如全麥麵包、紅薯、馬鈴薯、玉米、堅果、餅乾類等，忌用咖啡、濃茶等提神食物來充當宵夜，否則神經系統會過度興奮，長此以往對健康自然有害。

◆若你像Jane一樣剛剛結束了一天的工作，拖著疲憊的身體回到家，想要吃點宵夜再美美的睡上一覺，那就選擇一些具有鎮靜安神和促進睡眠功能的食物，如優酪乳、熱牛奶、豆漿、小米粥、核桃、紅棗、龍眼等。

◆若你是嚴重的宵夜上癮症患者，即使肚子不餓也饞嘴想要吃點東西，但是又擔心自己的身材，那就吃點「塑身」食物，紅豆、薏仁、優酪乳、番茄、黃瓜都是不錯的選擇，它們可以幫助你排毒養顏，但是也要注意進食時淺嚐輒止哦！

攻略二：「精打細算」找時辰

吃宵夜前，先掐指一算，要看看現在的時辰適不適合。

中醫認為，二十三點之後身體進入休養生息的階段，因此進食宵夜必須在二十二點之前，這樣才能留出一定的時間讓胃腸將進食的食物充分消化與吸收。要避免食用肉製品，因為肉製品需要四～五個小時才可消化完成，進食之後無法完全吸收，不但影響胃腸健康，還會影響睡眠。

即使你要熬夜工作，也盡量避免在二十三點之後進食宵夜，即使不餓，也在二十二點左右先吃點東西，充分吸收的食物才能夠給你提供更多的能量，以應付繁忙得工作。

吃水果也要看時辰（晚間篇）

嗨，工作了一天的你，從早忙到晚已經頭腦發脹了吧？看了這麼久的螢幕，眼睛也已經痠痲了吧？煩躁、疲勞、飢餓也都陸續來拜訪你了吧？不要怕，營養健康又美味的水果君們又來拯救你了。

看，一大波晚間水果又再襲來！

晚間水果大盤點

一、十九點夜間水果之養胃篇

晚餐過後吃點養胃促消化的水果，幫你好好善待一下忙碌了一天的胃吧！

◆**木瓜**：性溫，味酸，歸脾經，具有滋養脾胃、消食的作用，對患有消化不良以及便祕的人群來說，是最適合的水果之一，在晚餐之後進食適量的木瓜可以發揮幫助消化、養胃的作用。

註：木瓜不可以和海鮮、人參等食物一起吃，也不可以和補鐵藥物一起食用，否則會影響吸收效果。

◆**荔枝**：性溫熱，特別適合脾胃虛寒的人群食用，對於因脾胃虛寒而引起的腹瀉有治療的作用。

註：荔枝不宜多吃，每晚以不超過三粒為宜，若本身是熱性體質，或者有上火等症狀，則不適合吃荔枝。

二、二十點夜間水果之護眼篇

一天工作之後眼睛疲勞不堪，透過水果來護一護眼，再睡一覺使眼睛得到充分的休息。

◆**藍莓**：富含維生素A和花青素，可以發揮護養眼睛、保護視力、緩解眼睛疲勞的作用，十分適合用眼過量的大忙人們食用。

註：藍莓會影響蛋白質的吸收，因此藍莓不適合和蛋白質含量豐富的牛奶、豆漿一同食用。

◆**火龍果**：富含具有護眼養眼功效的花青素，是最常見的護眼水果之一，同時火龍果還有降火明目的作用，對於因上火引起的眼部不適有緩解的功效。

註：火龍果糖分過高，不可多吃。

三、二十一點夜間水果之美白篇

對愛美的OL們來說，沒有紫外線侵襲的夜間是最佳的美白時間，那就一起來吃點美白水果吧。

◆**檸檬**：維生素C的含量極高，是最有效的美白水果之一，不論是用檸檬榨汁還是泡水飲用都可

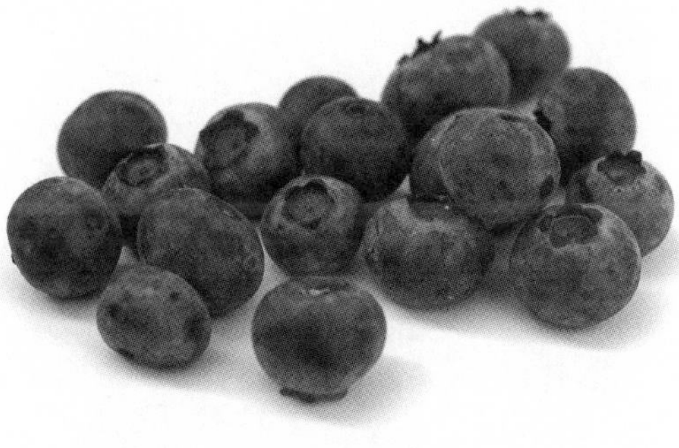

以達到美白的效果。此外，檸檬還有預防心血管疾病、清熱化痰的作用。

註：檸檬味酸，過量食用會損傷牙齒。

◆**柚子**：維生素C含量也很高，與檸檬一樣在晚上食用可以發揮美白養顏的作用，同時柚子還有健胃通便、開胃促消化的作用。此外，它的纖維素含量較高，易產生飽足感，可以幫妳維持苗條的身材。

註：正在服藥的病人，尤其是老年人，最好不要吃柚子或喝柚子汁。

餐桌上的《本草綱目》

「你自己看看，你做的這個能拿出手嗎？」喬小姐氣沖沖地把手上的企劃案扔到桌子上，朝下屬發起火來。下屬一言不發，默默拿起自己的企劃案，思考著該怎麼解釋，辦公室裡的氣氛凝結到了冰點。

「阿嚏——」突然之間，一個噴嚏從喬小姐的口中噴薄而出，下屬下意識地抬起頭，只見剛才還一臉惱怒的喬小姐嘴還沒來得及閉上，鼻頭紅紅的，下屬趕緊低下頭，假裝沒有看見。

喬小姐迅速將自己的表情調整成一貫嚴肅的樣子，把下屬打發了出去。

感冒這件小事已經折磨了喬小姐好幾天了，抱著輕傷不下火線的原則，她並沒有請假休息，可是類似這樣的小麻煩實在是讓她煩惱不已。

如果能在餐桌上把感冒、咳嗽、反胃等常見的小毛病都解決掉，恐怕喬小姐就不用在百忙之中還要為小病頭痛了。

餐桌上的良藥

◆蔥

《本草綱目》如是說：

氣味：（蔥莖白）辛、平；葉溫；根、鬚、汁並無毒。

主治：傷寒頭痛。

偏方：用連鬚蔥白半斤、生薑二兩，水煮，溫服。

詳解：取蔥白部分切成小塊，生薑切成片，連同蔥鬚一同放入水中煎煮，煮沸後用小火繼續煎煮十分鐘左右即可飲用，也可加入紅糖一同飲用。

在實際操作中不需嚴格遵照《本草綱目》中的劑量，每次煎煮量以三百毫升為宜。該偏方適用於風寒感冒及其引起的流鼻涕、打噴嚏、頭痛等症。

◆百合

《本草綱目》如是說：

氣味：（根）甘、平、無毒。

主治：肺臟熱，煩悶咳嗽。

偏方：用新鮮百合四兩，加蜜蒸軟，然後含一片吞津。

詳解：選擇新鮮百合效果最佳，若條件不允許，使用乾百合也可，將百合洗淨泡軟之後與蜂蜜攪拌均勻，一同上鍋蒸熟即可。

百合適用於治療肺熱咳嗽，若你在咳嗽的同時伴有痰多、咽喉腫痛、便祕、小便變黃的症狀就可以透過百合來緩解。

◆棗

《本草綱目》如是說：

氣味：甘、辛、熱、無毒。

主治：調和胃氣。

偏方：乾棗去核，緩火烤燥，研磨為末，加少量生薑末，開水送服。

詳解：可用烤箱將紅棗烤乾，用研磨機將其與生薑一同研磨之後泡水服用，也可直接購買市售的紅棗乾與生薑片一起泡水飲用。

紅棗適用於緩解胃氣不和引起的胃脹、胃痛、食慾減退等消化不良的症狀。

◆白蘿蔔

《本草綱目》如是說：

氣味：溫、無毒。（根）辛、甘，（葉）辛、苦。

主治：反胃。

偏方：用蜂蜜煎蘿蔔細細嚼嚥。

詳解：將白蘿蔔洗淨切成細條，加入適量的蜂蜜和少量的清水一同煎煮，直到蘿蔔煮熟為止，將白蘿蔔連同湯汁一同服下。

該偏方對噁心、反胃、反酸水、嘔吐等腸胃問題有奇效。

把家變成私人健身房

你有多久沒有去健身房了？

我已經有好幾個月都沒去過健身房了，我的健身卡早就躺在抽屜不知道哪個角落裡，很久都沒有見光了。

什麼？你和我一樣，好久都沒有去健身了？

恐怕這次我要說「NO」了，我只是沒有去健身房，但卻天天都在健身。

你不相信？看看我的一週健身計畫吧！

健身IN HOME週計畫

	主項（五分鐘）	副項（兩分鐘）
週一	肩背部肌群	協調性訓練
週二	腰臀部肌群	柔韌度訓練
週三	腹部肌群	爆發力訓練
週四	胸部肌群	靈敏性訓練

週五　四肢肌群　平衡性訓練
週六　綜合練習（三十分鐘）
週日

IN HOME健身計畫詳解

一、肩背部肌群鍛鍊

鍛鍊動作：直立划船。

輔助工具：啞鈴或者礦泉水瓶。

動作要領：豎直站立，雙腿分開至肩寬，雙手各握一個啞鈴或者礦泉水瓶，雙臂自然下垂，將啞鈴置於大腿前方，掌心向下。保持頭部和身體豎直，吸氣同時將啞鈴貼著身體豎直向上提拉，直到啞鈴稍高於肩部為止，停留一秒，呼氣並將啞鈴緩慢地放到原位置。

二、腰臀部肌群鍛鍊

鍛鍊動作：遊式挺身。

輔助工具：瑜伽墊或地墊。

動作要領：雙臂向前俯臥在地墊之上，放鬆身體，用力拉伸四肢，收緊腰部和臀部的肌肉慢慢抬起肩部和四肢，以腹部保持平衡。隨後慢慢抬高位於對角線上的手和腳（如右手和左腳），保持數秒，回到原位置，再換另一邊的手腳做一次。

三、腹部肌群鍛鍊

鍛鍊動作：坐姿收腹。

輔助工具：椅子。

動作要領：豎直坐在椅子上，上身豎直，雙腿向前伸，腹部收緊，使用腹部的力量彎曲雙腿，重複數次。

四、胸部肌群鍛鍊

鍛鍊動作：進階俯臥撐。

輔助工具：椅子、書本。

動作要領：將雙腿放在合適高度的椅子上，也可在背上放上書本，加大俯臥撐的難度。

五、四肢肌群鍛鍊

鍛鍊動作：空騎單車、平舉上臂。

輔助工具：床、較重的書本。

動作要領：躺在床上，雙手各舉一本較重的書，緩慢將雙臂豎直上舉，直到伸直為止，停留數秒，再緩慢放下。雙腳在空中模擬蹬單車的動作，直至雙腿有痠麻感為止。

六、輔助鍛鍊

◆**協調性鍛鍊**：豎直站立，右腿向前同時左臂上舉，右腿退回原位左手插腰，換一側做一次，加快速度重複；接著做同側運動，右腿向前右臂上舉，右腿收回右臂插腰，換一側做一次，加快速度重複。

◆**柔韌度鍛鍊**：利用家中的椅子、床、凳子、門框等物品進行全身拉伸，如利用門框拉伸上臂、利用椅子壓腿等。

◆**爆發力鍛鍊**：抱頭青蛙跳兩分鐘，運動後拉伸身體。

◆**靈敏性鍛鍊**：利用家中的小物品進行障礙跳，把小物品放在地上，跳過物品同時將身體轉體九十度，接著再轉體九十度跳過小物品，如此反覆運動。

◆**平衡性鍛鍊**：閉上雙眼單腳站立，保持一分鐘後換另一隻腳站立。

五分鐘元氣按摩（OL篇）

叮咚！現在是淑女們的元氣按摩時間，請收起妳的手機、電腦、平板、電視還有想要看都教授的心情，一起來用雙手提升元氣吧！

COME ON！倒計時開始啦！

兩分鐘滋陰按摩

《紅樓夢》中說女人是水做的，在傳統文化中，水屬陰，因此對淑女們來說，不論白天是多厲害的女強人，在晚上回家之後也可以變身成水樣的女人，透過按摩來滋陰養腎，進而達到提升元氣的目的。

◆**按揉三陰交穴**：按揉時先用指尖點按穴位，若有痠麻感就說明按對了位置，再用指腹按揉一分鐘即可。

三陰交是每個女人都有必要瞭解的女性的要穴，它位於雙腳內側，腳踝尖向上四指的位置，按揉它不僅能滋陰養顏，而且對肝、脾、腎都有保養的作用，還能緩解女性的生理期問題、更年期問題以及婦科疾病。

◆按揉太溪穴：按揉時用手指的指腹順時針按揉三十秒，再逆時針按揉三十秒。

太溪穴位於雙腳內側，足部腳踝後面的凹陷處，它是人體腎經上的穴位，具有滋陰養腎的作用。若妳有嘴唇乾裂、口乾舌燥、咽喉腫痛、手腳冰冷等症狀，那麼就要多按揉太溪穴。

兩分鐘補血按摩

由於生理期的原因，大多數女性常處於血虛的狀態，對長期勞累的職場OL來說更是如此，加班、壓力過大、熬夜、飲食不規律等生活習慣，都會加重血虛的狀況。

我建議妳即使忙得天翻地覆，每晚也要抽出幾分鐘時間來按揉一下補血穴位，這是最便捷且行之有效的養血方式了。

◆按揉血海穴：按揉時用指腹分別點按兩腿上的血海穴各一分鐘，穴位有痠麻感即可。

顧名思義，血海穴是我們身體上養血的大穴，它位於大腿內側，找它時先伸直雙腿，這時妳會發現膝蓋內側有一個凹陷處，在這個凹陷處上方有一塊隆起來的肌肉，這塊肌肉所在的位置就是血海穴。按揉血海穴可以幫妳養血強肝，有緩解生理痛的獨特功效。

一分鐘美容按摩

愛美是所有女人一生的追求，除了去美容院、用護膚品以及大動干戈醫學美容之外，還有一個人人就可以隨手做到的美容方法——拍打胃經。

◆拍打胃經：胃經位於人體正面，拍打時坐在床上，從大腿正面開始拍打即可，由大腿正面、腹部、胸部一直拍打上去，到達頸部後放輕力度，輕輕拍打到臉部，再微微加重力度，閉上雙眼拍打至臉部微微發熱，重複拍打一分鐘。

胃經是一條直通臉部的經絡，保持它的暢通能夠維持充足的氣血源源不斷地傳送到臉部，幫妳養成好氣血，同時趕走臉部氣血不足引起的痘痘、斑點等問題。

五分鐘元氣按摩（紳士篇）

現在輪到你們了，紳士們，不要光顧著看熱鬧，關掉你的電子信箱和遊戲，把手機放到一邊，開始專屬於紳士的元氣按摩吧！

兩分鐘養陽按摩

在《黃帝內經》中的陰陽學說中，女屬陰，男屬陽，因此和女性的滋陰相對應，男士在養生中最重要的就是要補養自身的陽氣。

◆**按揉大椎穴**：用中指的指腹按揉大椎穴一分鐘。

大椎穴是人體內重要的補養陽氣的穴位，體內的陽氣在大椎穴匯總，並向頭部運輸，按揉大椎穴可以益氣壯陽，補養大腦，同時按揉大椎穴對上班族常見的頸椎和肩部疲勞也有緩解的功效。

大椎穴位於頸後，找它時將一手放在腦後頸部，同時低頭活動頸部，不隨著頸部而活動的第一個骨關節就是大椎穴。

◆**搓揉腰眼**：按摩時用雙手搓揉腰眼及其周邊的位置一分鐘，以達到發熱的效果為佳。

腰眼是指人體後腰處的凹陷處，雙手自然插腰，大拇指向前，四指向後，四指指尖所在的位置就是腰眼。腰眼是腎臟所在的位置，搓揉它可以發揮溫補腎臟、養陽氣、壯精力的作用。

兩分鐘補氣按摩

在武俠小說中，武功高手們在體力不支的危急關頭都會先靜下來的運氣，對忙得停不下來的大忙人們來說，在緊張的工作之餘，也應該停下來補補元氣。

◆按揉小腹部：在人體的小腹部分布著兩個重要的補氣穴位「氣海穴」和「關元穴」，雙手交疊，從肚臍開始依次向下按摩到恥骨，按揉兩分鐘。

氣海穴位於肚臍下一．五寸的位置，顧名思義，它是人體內「氣」的聚集之處，也是補氣的要穴；關元穴位於人體肚臍下方約四指的位置，又被稱為下丹田，自古就是補氣養氣的重要穴位，武俠小說中常見的「氣沉丹田」就是指這個位置。

一分鐘塑身按摩

成熟男性魅力的剋星是什麼？就是微凸的小肚子和腰部的游泳圈，身材上的硬傷抵消了歲月帶來的滄桑感，只有時刻注重雕塑身材的男人，才能永遠魅力不減。

◆輕敲「游泳圈」：平躺在床上，雙手握空拳，輕輕敲擊帶脈一分鐘。

帶脈位於人體腰部，因它像腰帶一樣在腰部環繞而得名。腰部的贅肉通常位於帶脈之上，輕輕敲擊腰部的贅肉能夠發揮刺激帶脈、促進氣血流通的作用，可以加速腰部脂肪代謝，堅持敲擊有腰部塑型的作用。

跟釋迦牟尼一起靜坐

西元前六世紀，想要尋找宇宙真諦的迦毗羅衛城的太子在迦耶山的菩提樹下靜坐，這一坐就是整整四十九天。

四十九天之後，十二月初八的黎明，太子在菩提樹下頓悟，一念成佛。

在塵世間匆忙奔波的你，為了工作搞得心力交瘁，也許有那麼一刻，你也曾想過拋下眼前這些紛紛擾擾，去尋找人生的真諦。現在，就暫時放下一切，和菩提樹下的釋迦牟尼一起靜坐吧！不必四十九天那麼久，只需要五分鐘即可。

靜坐：不僅僅是佛陀的事

在很多人的印象裡，靜坐總是和學佛、修道、習武聯繫在一起，事實上，靜坐並沒有那麼複雜，它是最便捷的心理修整術之一。

透過靜坐你可以保養身體，調節情緒，對大忙人們來說，在工作了一天之後靜坐幾分鐘可以迅速緩解疲勞，修養身心。

◆靜坐前的準備

在靜坐之前你首先要找一個安靜舒適的環境，臥室是不錯的選擇，關掉電視和音樂，換一套寬鬆的衣服。

需要注意的是：在剛吃過晚飯之後不可以靜坐，最好是在你洗完澡之後，換上睡衣準備睡覺之前進行靜坐，這樣還可以幫你趕走惱人的失眠。

◆調身——靜坐的姿勢

對真正的修行者來說，靜坐的姿勢要雙腿盤坐，肩平背直，這樣的姿勢對一般人尤其是初學者來說有一定的困難。因此，我們在靜坐時不必嚴格拘泥於姿勢，只要雙腿微微盤起即可，背部能挺直最好，若有痠痛感，也可微微曲背，或者在背後放上被子或靠墊來讓自己更舒適。

◆調息——靜坐時的呼吸

靜坐時採用腹式呼吸的方法，這種呼吸方法我們在前面的章節裡已經介紹過很多次了，呼吸時盡量拉長每次吸氣的時間，使更多的新鮮空氣進入體內，然後緩緩排出濁氣。

◆調心——靜坐時想什麼

調心是靜坐最重要的一個環節，很多教靜坐的書籍都會提到，靜坐最重要的就是放空，即什麼都不想。但相信你和我一樣，覺得什麼都不想簡直就是世界上最難的事，不靜坐還好，一靜坐各式各樣的小念頭更是紛紛擾擾。

因此，在本書裡我提倡靜坐時不但要想，而且要集中精力地想！你可以回想以前快樂的事，比如回憶和女友去旅遊的過程；也可以幻想，比如想像自己年終休假和孩子一起去度假的場景。想得越詳細越好，把那些讓你快樂的小細節在腦海中不斷重放，這樣靜坐的五分鐘時間很快就會過去了。

如此集中精力地想快樂的事，可以激發你的大腦，使其分泌快樂荷爾蒙，從而達到調節情緒的目的。

雖然這樣靜坐不能讓你頓悟成佛，但是誰又能說這種忙碌空檔裡單純的快樂不是生活的真諦呢？

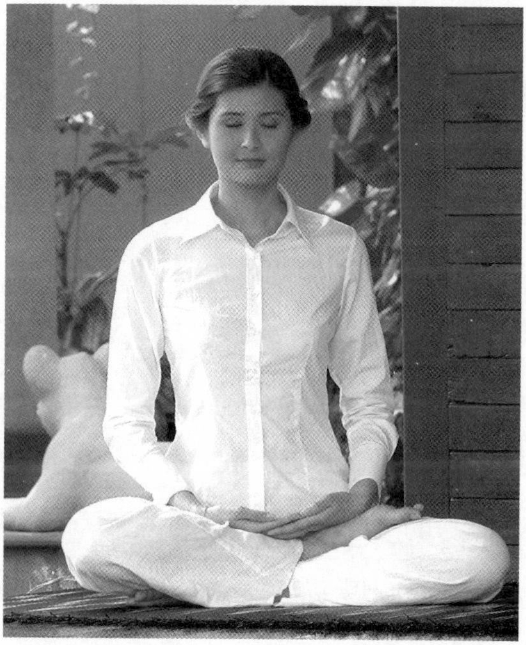

學會利用你的牆

在世界上有很多著名的「牆」，德國的柏林牆曾經將一個城市一分為二，用堅固的牆壁訴說冷戰的歷史；耶路撒冷的哭牆則承載著千年的泣訴，讓人肅然起敬；而墨西哥的骷髏牆將用於祭祀的人頭雕刻之上，展示著曾經的殘酷。

在你的家裡，也有很多牆，這些牆壁陪你度過了數不清的加班夜，靜靜地看著你從青澀的職場新鮮人變成了現在早出晚歸的大忙人，它是你人生的見證者，但你知道嗎？這道牆還可以是你的健身教練、養生幫手、儀態老師……也許你曾經忽略了它，從今天起，好好利用這道牆吧！

牆的三個化身

第一個化身：健身教練

◆蹲牆健身法

面向牆壁豎直站立，雙腳併攏，腳尖頂住牆壁，雙手自然下垂，頭部保持豎直，目視前方。準備好後開始下蹲，在下蹲的過程中要注意保持雙腳併攏，完全蹲下後停留數秒，再緩緩站起來。

初練時若覺得這個動作有些困難，可以將腳尖稍微向後移，也可以兩腳微微分開一定的距離，以降低動作的難度，練習一段時間後再採用標準姿勢鍛鍊。

蹲牆健身可以活動到全身的肌肉，脊椎、大腿、小腿都可以發揮鍛鍊的功效，同時還有促進心肺健康的作用。

◆牆壁俯臥撐

做牆壁俯臥撐時，要面向牆壁站立，雙手撐住牆，緩慢彎曲肘關節，再慢慢撐起來，重複數次，肩膀就會有放鬆的感覺。

牆壁俯臥撐是一種簡化的鍛鍊方法，透過牆壁俯臥撐可以活動到肩胛骨附近的肌肉，對於緩解肩部不適，特別適用於時間較少、平時運動量較少、久坐的上班一族。

第二個化身：養生醫師

有個成語是「不撞南牆不回頭」，今天我們偏偏要去撞撞牆來養生，即「撞牆養生法」。

首先背靠牆站立，距離牆約十公分左右，雙腳分開，頭微微向前低。隨後依靠身體的力量將背部撞向牆壁，加快速度，依照這個方法依次撞背部正中、左側背部、右側背部。在剛開始練時可以穿較厚的衣服，控制好撞牆的力度和時間，避免刺激過大，透過一段時間的訓練後就可以慢慢增加撞牆的力度，鍛鍊的時間以背部微微發熱為宜。

透過撞牆可以刺激到平時較難活動到的背部經絡，促進背部的氣血運行，加快身體的新陳代謝，具有促進排毒的作用。同時，透過撞牆也可以刺激位於背部正中的督脈，可以發揮提升陽氣，恢復精力的作用。

第三個化身：儀態師

頭部、肩部、臀部以及足跟都要貼近牆壁，隨時保持抬頭挺胸的姿勢，模特兒在進行訓練時每天要貼牆站至少十五到三十分鐘，對大忙人來說，每天抽出幾分鐘的時間來站一站也會有效的哦！

像模特兒一樣「貼牆站」能夠調節儀態，幫你拉直脊柱，養成抬頭挺胸收腹的好習慣，美體又健身。

抓住護「心」的良辰

在前文，我提到了睡午覺「養心」的方法，除了正午時分之外，若想要護心養心還有一個重要的時辰——戌時，也就是晚上十九點到二十一點之間。這個時間是人體手厥陰心包經運行的時間，在這段時間內護心能發揮事半功倍的效果。

警惕！心包經的預警

心包經是人體十二經脈之一，若是它不能正常運行就會影響心臟的健康，那麼如何判斷體內的心包經是否正常運行呢？先看看你有沒有以下這些症狀：

一、不論氣溫高低，手心總是無緣無故發熱，還常常伴有出汗的症狀。

二、手臂總是不舒服，有些發沉，導致自己不願意動手臂，有時候還會有手臂發麻甚至抽筋的現象。

三、總是被人說臉色不好，發紅或者發黑，尤其是眉心印堂的位置，有時候莫名紅紅的。

四、常有腋窩下痛的症狀。

五、胸部發悶、發脹，莫名心跳加快。

六、控制不住自己的情緒，在不適當的場合忍不住笑起來，或者一旦笑起來就停不下來。

若是有這些症狀，就說明你的心包經已經不健康了，不再加以重視，就會誘發更嚴重的心臟問題。

由於心包經是在戌時運行，因此這些症狀也最常在這個時辰出現，所以在這段時間一定要留心身體上的小毛病！

日常保養心包經的方法

不論你有沒有收到心包經的健康預警，都不可以掉以輕心，在心包經運行的時間裡順手做一些小動作，為自己的健康銀行再添加一筆投資吧！

讓我們來看看心包經的位置，它是從中指指尖開始，沿著手臂中線，一直到肩部再向下運行到胸部的經絡。

◆**掐中指尖**：中指尖是位於心包經上的中沖穴，掐按這個穴位可以促進心包經氣血運行，有護心養心的功效，能夠預防和消除胸悶、心慌等症。除了在夜間心包經運行的時間以外，在你平常感到心慌胸悶時，用力掐一會兒中指尖也可以迅速緩解症狀。

◆**敲打手臂**：沿著手臂中線心包經的位置，用拳頭輕輕敲打數次，可以發揮刺激心包經，維護心包經健康的作用，心包經健康了，心臟自然也會大受其益。

◆**按壓痛點**：若你的身體已經出現了上面提到的健康預警症狀，那就要再花點時間，沿著心包經運行的手臂中線一點一點耐心按壓，遇到痛點時停下來著重按揉一到三分鐘。堅持一段時間後，你就會發現這些痛點不痛了。

心包經上的痛點往往是其堵塞的位置，按揉這些痛點可以刺激氣血流向該處，沖開堵塞，這時痛點就會消失了。

「跪」出來的腰腿健康

古語說：「男兒膝下有黃金」，男人一生只可「跪天、跪地、跪父母、跪祖先」，可是現在我卻要教你為了健康要天天跪，不是跪什麼人，而是跪自己，跪出自己的健康，跪掉腰痠、腿痠、腿痛的問題。

跪下來！準備好了嗎？

◆**場地**：在地上鋪上瑜伽墊或者一層薄墊，在硬木板床上也可，鋪有床墊的床則不是適合「跪」健康的場地。

◆**著裝**：寬鬆柔軟的衣服，如瑜伽褲、運動褲等，不必穿太厚，薄薄一層用來防摩擦即可。

◆**熱身運動**：在墊子上輕輕跳一跳，然後坐下來，轉一轉腳踝，順時針三十六次，逆時針三十六次，再站起來轉一轉膝關節，順時針三十六次，逆時針三十六次。

這樣「跪」最健康

跪著養生的方法很簡單，就是跪著行走，在鋪好的墊子上用膝蓋跪著來回行走，行走時上身保持豎直，行走的速度從慢到快，時間可以根據自己的坐息安排來定，少則三、五分鐘，多則半個小時都可以。

跪著行走的主要目的是透過刺激膝蓋將身體的氣血引到膝蓋，膝蓋是人體下身最重要的一個關節，而氣血則是人體中膝蓋的潤滑油，若是氣血不足，膝蓋的靈活性就會受到影響，人體就會出現腿酸、腿痛的症狀，嚴重的還可能會進而出現關節炎、風濕病等腿病。透過跪著行走可以使氣血源源不斷地下行到膝蓋，幫助維持膝蓋健康，養護雙腿。

在可以熟練跪著行走之後，你可以進行進階版的跪走練習了，在跪走護腿的同時扭扭腰，一邊扭一邊走可以一舉兩得的同時鍛鍊腰部和腿部，解決上班族常見的腰腿問題。

註：跪著行走十分簡單便捷，人人都可以做，但要注意若是膝蓋已經受傷，則不適合用這個方法進行鍛鍊，避免加重症狀。

在剛開始跪著行走時膝蓋會有輕微的痠痛、痠麻的感覺，這都是正常的現象，只要堅持行走這些症狀都會消失。若是覺得疼痛難忍，可以在開始鍛鍊時穿厚一點的褲子，或者先不要行走，跪著適應一段時間，再慢慢開始行走。

身體病，足下治

俗話說，「千里之行始於足下」，其實健康也可以始於足下，在四千多年前就有透過腳底按摩來治病的記載……

「這些我都知道，腳底有很多反射區，透過刺激腳底可以達到刺激五臟六腑的作用，因此腳底按摩有一堆好處，能養生，能治病，可是每次看見腳底按摩的介紹都一大堆名詞，什麼反射區、全息、穴位、經絡，你看我工作這麼忙，哪有時間慢慢研究這個……」你急著說起來。

不要急，我給你介紹的是最簡便的腳底按摩教程，告別那些晦澀難記的名詞，讓你易查、易做，隨手輕鬆從腳底治病。

常見不適症狀腳底按摩速查表

除了透過特定的按摩緩解上面這些常見的不適症狀外，透過一些簡單的腳底養生方法還可以達到增強體質、防病強身的目的：

◆**腳趾夾物**：在看電視或者上網時，脫掉襪子，先活動活動腳趾，再在腳趾之間夾上小硬物可以刺激腳趾上經絡，有增強腸胃功能的作用。

◆光腳走：脫掉襪子，在地墊或者瑜伽墊上分別用腳尖、腳後跟、腳內側、腳外側行走，刺激腳底不同位置的穴位，可以增強體質，若有條件，在凹凸不平的地面上行走效果更佳。

◆單腳站：閉上眼睛單腳站立，盡量保持平衡，也可綜合刺激腳底經絡穴位，是強身健體的簡便按摩方法之一。

特別注意：

一、按摩應在飯後一個小時以後再進行，按摩前用熱水泡腳，按摩後飲一杯溫水效果更佳。

二、患有高血壓、心臟病、血液疾病、潰瘍病、骨骼損傷、出血性疾病以及久病不癒，身體虛弱的人不適合自己在家做腳底按摩，女性在生理期和妊娠期也不適合自己做腳底按摩。

讓音樂做你的情緒理療師

蘇小姐最近脾氣大得很，動不動就會發火，尤其是工作上的事，簡直是一點就著，這不，這一週來為了工作的事跟同事已經起了兩次爭執了，每次蘇小姐都氣得臉紅脖子粗，一整天都不能好好工作，一直到下了班還氣呼呼的。

今天，上司特地和蘇小姐談了一次話，委婉地提醒她重視一下自己的情緒問題，蘇小姐才意識到自己最近情緒確實是不正常。其實回想起來也不是什麼大事，可是蘇小姐也不知道自己當時到底是哪根筋不對，一下子火就燒上來了。

從中醫學的角度來說，蘇小姐最近情緒上的異常是由於體內肝火過旺引起的，想要改善這種不良情緒就要從平肝氣入手。

在中醫學的理論中，身體平和的人情緒也應當是平和的，若是身體出了問題，就會有易怒、過悲過喜等不良情緒出現，因此調節情緒要從調節身體機能入手。其實，治療情緒問題並不需要吃藥，在《黃帝內經》中就提出來「情緒五行」的概念，並開出了治療情緒病的音樂處方。

測一測你的「情緒五行」

以下哪種狀態最符合你日常的情況？

一、情緒較為平和，不會隨便發火、悲傷，遇到事情能夠理智分析解決。

二、特別容易發怒，喜歡爭執或者大聲呵斥，常被人說脾氣大。

三、總是過度亢奮、激昂，喜怒無常，甚至有人說你有些瘋癲。

四、易焦慮，易莫名心慌，思慮過重，多愁善感，優柔寡斷，遇事易左思右想，不能即時決斷。

五、意志消沉，極易悲傷、抑鬱，易哭、易自怨自艾，較悲觀，情緒沉悶。

六、易莫名恐慌，總是提心吊膽，極度不自信。

解答：

一型人身體平和，情緒健康。

二型人肝火過旺，屬於木型情緒。

三型人心火過旺，屬於火型情緒。

四型人「脾」氣不和，屬於土型情緒。

五型人肺氣不和，屬於金型情緒。

六型人腎氣不和，屬於水型情緒。

情緒音樂理療法

◆木型情緒：適合聽曲調悅耳、清脆、生機勃勃的音樂以疏肝理氣，代表曲目有古曲《胡笳十八拍》、《江南絲竹樂》、《莊周夢蝶》以及一些輕快的輕音樂，如木笛、簫演奏的樂曲和Richard Clayderman的鋼琴曲。

◆火型情緒：適合聽旋律熱烈、歡快的樂曲以調節心臟功能，幫助發洩情緒，代表曲目有《卡門序曲》、《金蛇舞曲》、《土耳其進行曲》等，另外民間用嗩吶吹奏的歡快樂曲也有同樣的功效。

◆土型情緒：適合聽曲調悠揚沉靜的樂曲以養脾靜神，代表曲目有《梅花三弄》、《十面埋伏》。

◆金型情緒：適合聽高亢鏗鏘或者堅實的樂曲以調節肺氣，提升情緒，代表曲目有《霓裳羽衣曲》、《陽春白雪》。

◆水型情緒：適合聽曲調流暢、婉轉、清新、行雲流水般的樂曲以養腎安神，代表曲目有《二泉映月》、《梁祝》以及貝多芬的《月光奏鳴曲》。

花花草草來治病

忙了一天的Sara前腳剛進門，後腳電話就響了起來，是去瑞士出差的老公的電話，例行問候之後，老公關切地問起她有沒有記得照料陽臺上的花。

Sara一聽忍不住生氣起來：「花花花，就知道你的花，又佔地方又費時間，每天忙得要死還得幫你澆花，不知道種那麼多花有什麼用，能吃嗎？」

算Sara說對了，要是種對了品種，陽臺上的花花草草不光能吃，還能治病養生。

防病治病的花花草草

◆忍冬

功效：忍冬又叫金銀花，它性寒，味甘，是清熱解毒、殺菌防感冒的良藥。

用法：

①防治風熱感冒、上火、咽喉腫痛等症：將忍冬煎煮之後飲用湯劑。

②治療皮膚搔癢：忍冬煮水後，擦拭皮膚或者洗澡。

③清熱解暑：忍冬直接泡水飲用。

◆茉莉花

功效：茉莉花味辛性溫，有理氣解鬱、明目、健脾胃的作用，可以用於緩解腹瀉、腹痛以及由於上火引起的眼睛紅腫等症狀。

用法：

①治療眼睛紅腫：茉莉花加水煎煮，取汁液稍晾後趁熱薰蒸眼睛，待汁液稍涼後，輕輕用汁液清洗眼睛。

②緩解腹瀉：茉莉花直接泡水飲用，煎煮後飲用效果更佳。

③緩解消化不良：茉莉花洗淨和牛奶一起煎煮，製成茉莉花奶茶飲用。

◆玫瑰花

功效：玫瑰花有行氣疏肝活血、解除鬱症的作用，十分適合女性食用。

用法：

①緩解抑鬱症：取玫瑰花蕾直接泡水飲用。

②補血養顏：將玫瑰花蕾加入清水熬製成濃汁，再加入紅糖熬煮成膏方食用。

◆薄荷

功效：性涼，具有清亮解熱、祛火化痰等多種功效。

用法：
①清咽化痰：將薄荷泡水加入適量的蜂蜜飲用，將薄荷搗碎效果更佳。
②蚊蟲叮咬：取新鮮薄荷葉直接擦塗蚊蟲叮咬處，有消毒止癢的作用。
③口臭：薄荷煎煮後取汁液漱口。
④頭暈：用新鮮薄荷葉貼太陽穴。
⑤鼻塞：聞新鮮薄荷葉，或用薄荷泡的水薰蒸鼻子。

◆迷迭香

功效：具有提神醒腦、增強記憶、調節腸胃等多種功效，特別適合腦力工作者使用。

用法：
①提神醒腦：直接泡水飲用，搗碎後效果更佳，也有增強記憶力之用。
②調節消化不良：泡水飲用。
③防治脫髮：迷迭香泡水洗頭，或者用迷迭香水噴頭皮。

◆刺五加

功效：具有補中益氣、緩解疲勞的作用，十分適合工作繁忙得上班族。

用法：緩解疲勞，可直接泡水飲用。

◆仙人掌

功效：具有祛熱解毒、消腫散瘀的作用。

用法：

①蚊蟲叮咬：仙人掌搗成汁液塗抹。

②燙傷：仙人掌搗爛後貼在燙傷位置，用消過毒的紗布固定。

◆吊蘭

功效：主要用於外傷，如跌打腫痛、燒傷燙傷等。

用法：

①跌打腫痛：用吊蘭煎煮後取汁液清洗患處。

②燒傷燙傷：吊蘭搗爛後敷在患處。

瞭解了這些花草之後，Sara再也不會因為養花養草和老公吵架了，與老公一起打理這些具有藥用的花草，有情調又養生，何樂而不為呢？

一招三式對付常見病

有人說，男人在女人生病的時候只會說三句話：「多喝水」、「早點睡」、「去吃藥」。在身體虛弱、心情低落的時候，聽到這看似不痛不癢的三句話，想必妳一定很抓狂。

其實，這三句話的確是對付常見病的三個法寶，若是用對了、用巧了，它就可以有效地治病；若是用不對，那只能是男人口中讓女人憤怒的三句廢話了！

對付常見病的一招三式

第一式：喝水

水是生命之源，多喝水可以促進體內新陳代謝，促進排毒，有增加免疫力、緩解常見病的功效。而對於不同的疾病，水有不同的喝法。

◆**感冒**：喝溫開水可以加快體內新陳代謝，加速病菌排出，補充因體溫上升而流失的水分。也可喝點檸檬水，其中富含的維生素C具有促進消化、增強免疫力的功效，可以幫你緩解感冒症狀。感冒時飲水要少量多次，每次喝兩百~三百毫升左右即可。

◆**咽喉不適**：喝生理鹽水可以有消毒的作用，同時還會加快病毒代謝，在咽喉腫痛初期可以緩解症狀。

◆**心臟病**：心臟病患者應當在睡前喝一杯溫開水，這是由於夜間血液黏稠，易發心血管疾病，睡前一杯水可以降低血液黏稠度，預防發病。

◆**便祕**：大口喝水，連續喝幾口可以刺激腸道，緩解便祕。

◆**腹瀉**：喝淡鹽水可以在補充水分的同時補充無機鹽，避免腹瀉脫水。

第二式：睡覺

睡覺是人體自我休整的過程，人體的器官會在睡眠中得到自我修復，生病後若能好好睡上一覺就能夠更好地激發人體自我免疫過程，加快疾病的痊癒速度。（關於睡姿治病的小偏方，在下一章中會有詳細的敘述，這裡我們重點介紹另外兩式哦！）

症狀	按摩位置	手法
咳嗽	左右腳腳底上半部	握拳，用拳頭按揉找到痛點，再重點按摩痛點位置。
頭暈	雙腳大拇趾指腹 腳趾	從上到下推按足部大拇趾，包括指腹，大趾外側和內側；用手指搓揉十個腳趾趾端的位置。
便秘	腳心下半部的位置（不包括腳跟）	用手指用力按揉，越用力越好。
腹瀉	腳心下半部靠外一側到腳心中央的位置	從雙腳腳心下半部靠外側開始按摩，從下往上按摩到腳中央時轉為橫向按摩，一直按摩到腳內側。
消化不良	腳底大拇趾下骨頭下方	用手掌掌腹按揉這一片。
失眠	腳後跟	從後往前推腳後跟，重點在腳後跟中心位置用力。
鼻塞	大拇趾外側側面	用手指向前推。
頭痛	雙腳大拇指下方	用雙手用力掐三到五分鐘可緩解。
神經衰弱	腳心	從後向前搓腳心，至腳心有熱感為止。
肩背痛	小趾下方位置	推搓到有熱感為止。
胃痛	腳底大拇趾下硬骨下方	用筆或者其他硬物末端點按該範圍內的痛點，再用手刮此處至發熱。

第三式：吃藥

你可能會說：「廢話，誰都知道病了要吃藥。」沒錯，病了要吃藥天經地義，但是怎麼吃藥才最科學、最能發揮藥效就不是人人知曉了。

◆吃藥姿勢：大多數藥物都適合站立或者坐直了服用，這樣藥物進入體內後會更快進入腸胃發揮藥效。但若是突發心絞痛，服用急救藥物時最好採用坐姿或者半躺的姿勢，否則可能會由於血壓降低而暈倒。

◆吃藥時間：吃藥時間最好固定，一日一次的藥物要根據藥物的種類遵醫囑，固定在特定的時間點服用；一日兩次的藥物服用時間，應該相差十二小時左右；一日三次的藥物服藥時間應當相差八小時左右。此外，特別註明需要飯前或飯後吃的藥物，應當在飯前半小時以前或者飯後半個小時以後再服用，避免刺激腸胃。

◆吃藥方法：除了外用藥以及可以直接嚼服、含服的藥物之外，大多數的藥物都適合用溫熱水送服。消化類藥物、膠囊類藥物以及維生素類藥物不適合用溫熱水送服，而應當使用二十五度左右的冷開水送服。

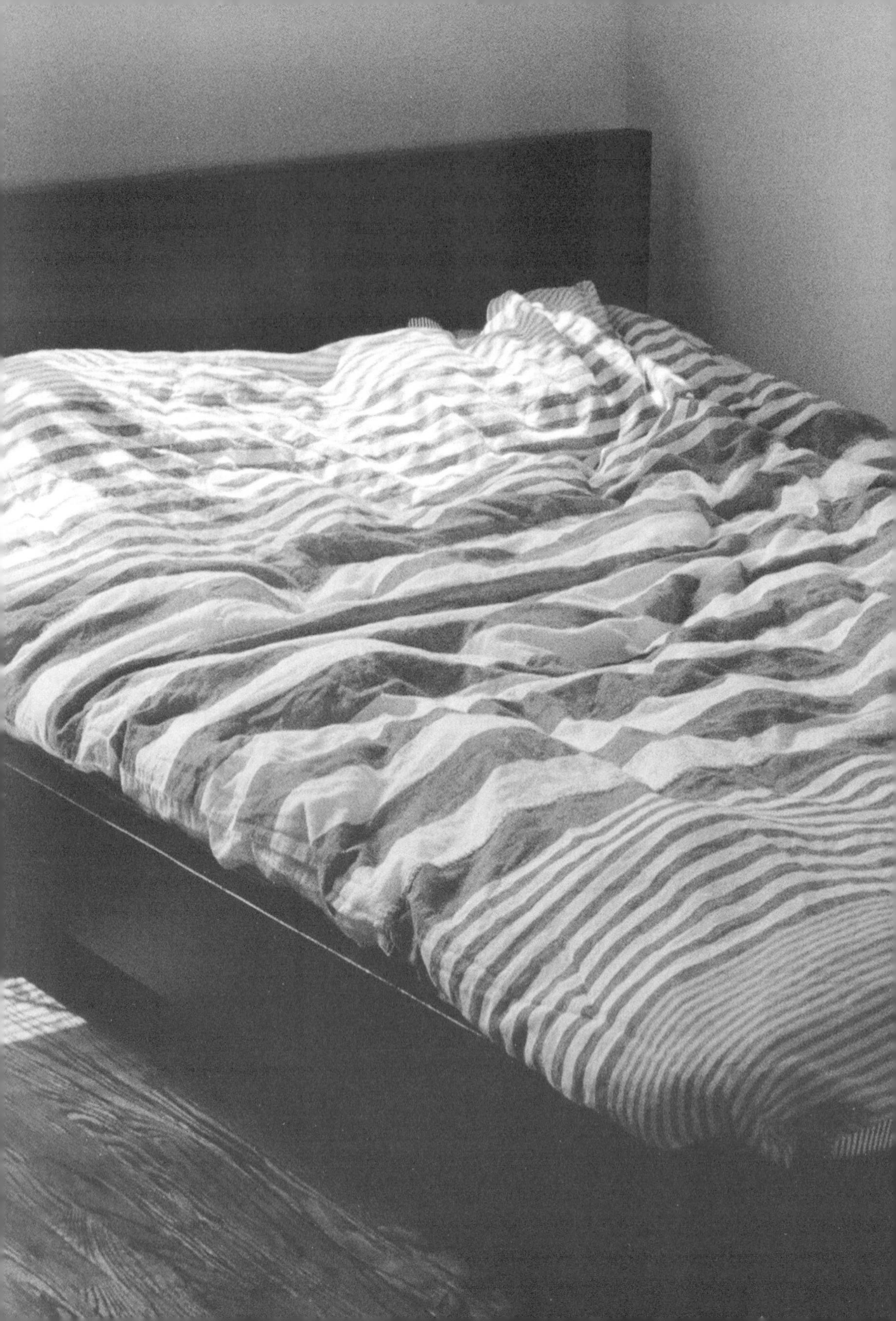

chapter 5

睡眠ing，健康不打烊

有人曾如是問得道禪師：「師父修道亦用功否？」

禪師答曰：「用功。」

問曰：「如何用功？」

禪師答日：「飢來吃飯，睏來即眠。」

簡簡單單兩句話，道出了修禪的真諦——

吃飯、睡覺皆修行，平平淡淡才是真。

在追求健康的路上也是如此，不必追求各式各樣的花樣養生方式，

只需要做好最簡單的吃飯、睡覺，就可以收穫健康。

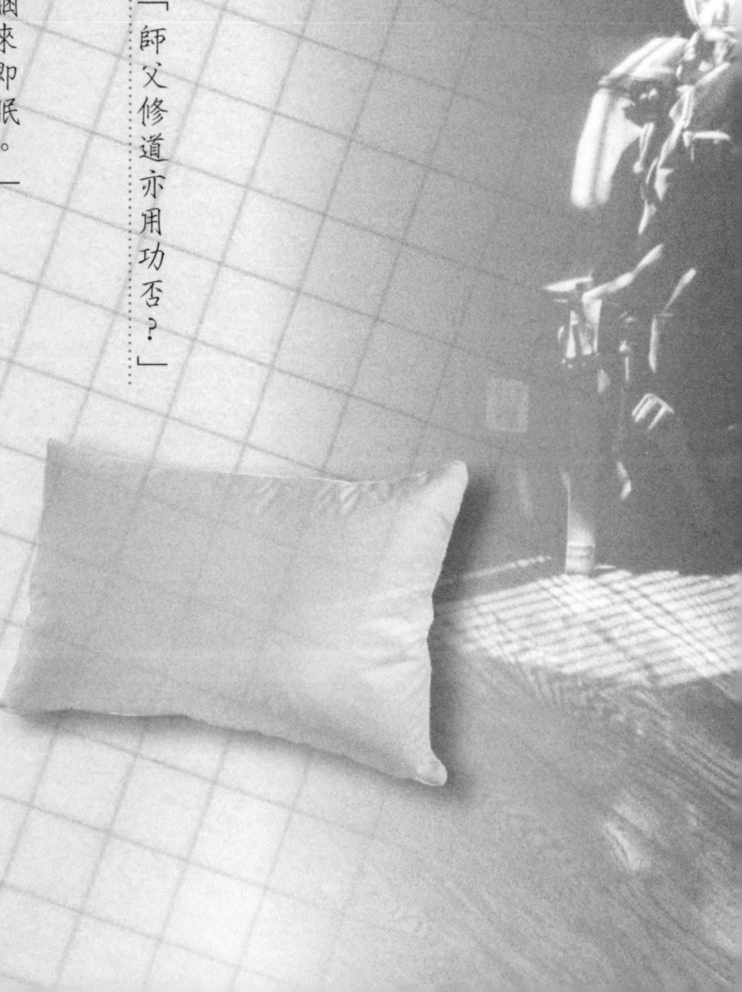

開啟你的睡眠倒計時

龐先生的夜

忙了一陣子的龐先生今天不用加班，他想要早點睡覺，就按時回到家。

時間：二十二點——

龐先生洗完了澡，躺上了床，「今天要好好休息一下」他一邊在心裡和自己說，一邊關上了燈。

時間：二十二點三十分——

輾轉反側了半個小時的龐先生終於放棄了早睡的打算，又拿起了手機，在被窩裡開始看新聞。

時間：二十三點——

龐先生依然在手機上漫無目的地看著新聞，他的眼睛已經疲憊不堪了，可是一閉上眼睛就思緒亂飛，怎麼也睡不著，還不如再看會新聞。

時間：二十三點三十分——

龐先生終於決定起來再工作一會兒，把下週開會的內容再整理一次，他坐到了電腦前，打開了電腦。

時間：凌晨零點——

完成了工作的龐先生伸了個懶腰，打了個哈欠，再次回到了床上，拿起了手機。

時間：凌晨零點三十分——

龐先生臥室裡的燈依然亮著，手裡依然握著手機，他卻不知道什麼時候睡著了。

你每天從準備睡覺到睡著要花多少時間呢？是不是像龐先生一樣輾轉反側很久，不到極度疲勞就不能入睡呢？

之所以出現這種情況，是由於你平時生活習慣不規律所造成的，身體沒有形成特定的入睡條件反射，導致入睡十分困難。

那麼，龐先生要如何做才能真正快速入眠，好好睡一覺呢？

要改善這種情況就必須人為地給身體提供足夠的睡眠反射，例如下面這個入睡方案。

龐先生的夜（第二版）

龐先生想要在十點上床入睡，所以他今晚特別為自己規定了工作只能做到九點。

時間：二十一點——

龐先生在家裡忙完了工作，回了最後一封電子郵件，關上了電腦，閉上眼睛輕輕按摩了一下疲勞的雙眼。

時間二十一點十分——

龐先生關上了客廳的大燈，只留下了走廊上的廊燈，把自己活動空間轉移到了臥室。

時間二十一點二十——

龐先生換上了浴袍，舒服地泡了個澡。

時間二十一點四十分——

龐先生洗好了澡，喝了一杯牛奶，把手機放到書桌上，換上了睡衣，坐到床上，伸了伸懶腰，開始按摩自己的腳。

時間二十一點五十分——

龐先生躺了下來，轉開了床邊的音響，設好時間，關上燈，拉上窗簾，在黑暗中伴著輕音樂躺了下來。

時間二十二點——

龐先生一邊聽著輕音樂，一邊深呼吸了數次，放鬆了身體之後找了一個最舒服的姿勢躺好，開始伴著音樂想像自己變成了一隻傍晚歸巢的小鳥，天漸漸暗了下來，小鳥也在舒適的窩裡躺了下來……

龐先生不知不覺睡著了。

在上面的方案中，訂好工作截止時間、洗澡、喝牛奶、按摩、聽音樂、關燈、想像，這一系列的活動就是龐先生為自己的身體提供的睡眠反射，若是能夠長期堅持相同的睡眠反射，那麼一旦進入睡眠倒數計時程式，身體就會自我調整到入睡狀態，在最短的時間內入睡。

對你來說，可以根據自己的情況採取不同的睡眠程式，如泡腳、喝一杯紅酒、帶眼罩、做睡前瑜伽等，最重要的是要堅持形成自己特定的入睡程式，同時還要注意一旦進入睡眠程式，就要嚴格禁止看電腦、電視、手機等容易刺激神經系統興奮的電子產品。

現在，和龐先生一樣，開啟屬於你自己的睡眠倒數計時吧！

睡不著，喝點安眠飲品

先來看一段報導：

Steven Jobs在一九七四年曾經進入Nolan Bushnell公司工作，公司的負責人至今仍對Steven印象深刻：「Steven經常熬夜工作，每天早上就在辦公室後面縮成一團，我第一次看見這樣的人。很多人認為他的成功有運氣成分，是在正確的時間站到了正確的地點。但我認為，如果你願意比別人更加努力地工作，你也可以創造出屬於自己的運氣。」

從這段報導中你看到了什麼？Steven的幸運的真相？還是蘋果成功背後的祕密？

我只看到了他年輕時熬夜工作對身體的揮霍，這就是他年僅五十六歲就撒手人寰的原因之一。

睡眠在健康中的重要性不言而喻，如果說白天工作是對健康銀行的貸款，那麼睡眠就是你的健康銀行進行最基本的儲蓄，至於熬夜工作，那無疑是刷掉健康信用卡的惡意透支。

保持良好的睡眠儲蓄，盡量避免惡意透支，是讓自己的健康銀行正常運行的重要方法。

如何才能簡便有效地提高睡眠品質呢？下面這些睡前飲品可以來幫你。

科學選擇睡前飲品

選擇一：熱牛奶

牛奶具有良好的安眠作用，其中含有可以促進睡眠的氨基酸L-色氨酸，同時還含有具有鎮靜作用的物質。一杯熱牛奶可以幫助你迅速鎮靜情緒，進入睡眠。

熱牛奶方便實用，適合所有人群，在睡前半小時左右飲用效果最佳。

選擇二：杏仁飲品

杏仁中富含可以鎮靜情緒的鎂和色氨酸，因此杏仁飲品也是睡前適合的飲品之一。另外，杏仁中還富含具有抗氧化作用的維生素E，可以幫你延緩衰老，具有美容養顏的作用，對患有心血管疾病的患者來說，杏仁中的不飽和脂肪酸也可以幫你保持心血管健康。

睡前杏仁飲品最好自製，將杏仁浸泡之後加入牛奶，一同放入攪拌機中製成杏仁奶，安眠效果更佳，也可在其中加入花生、枸杞等其他配料一同飲用。

註：杏仁不可多吃，每天最多用二到三顆杏仁製成飲品即可。

選擇三：蜂蜜

有句諺語是「朝朝鹽水，晚晚蜜湯」，說的就是晚上吃蜂蜜的好處。蜂蜜具有調節神經系統、鎮靜安神的作用，它能夠幫你緩解白天的緊張情緒，幫你快速進入睡眠。

在不同類型的蜂蜜中，棗花蜂蜜、荔枝蜂蜜和黨參蜂蜜促進睡眠的效果更佳，適合在睡前半小時用溫開水沖服一小杯。

選擇四：花草茶

具有安神作用的花草茶有菊花、刺五加、薰衣草、柑橘花、玫瑰花、百合花，在其中加入蜂蜜一同飲用，安眠效果更佳。

除了單種的花草茶之外，百合＋金銀花，菩提子＋薰衣草，柑橘花＋茉莉花苞，玫瑰＋菊花也是幾種常見的安眠花草茶搭配方式。

選擇五：紅酒

紅酒也是最常見的鎮靜飲品之一，睡前適量飲用具有安眠的作用。飲用的量，以每晚不超過五十毫升為宜，過量反而可能造成神經系統興奮，影響睡眠品質。

現在，你可以根據自己的口味和喜好，選擇適合的安眠飲品了，趕緊給自己的健康銀行儲蓄吧！

吃水果也要看時辰（睡前篇）

到睡覺時間了，你在床上輾轉反側，卻久久不能入眠，你再一次無奈地把手伸向了床頭的小藥瓶。「等一下……」具有安神安眠作用的水果君們又不甘寂寞地跳上了你的床頭：「不要再依賴藥物了，試試我們吧！」

安神安眠的水果

◆葡萄

葡萄中含有可以幫助調節人體生理時鐘的褪黑激素，可以幫助你改善睡眠品質，趕走失眠，十分適合疲勞過度，有神經衰弱等症狀的大忙人們食用。

除了幫助睡眠外，葡萄還有補脾胃、滋陰補血、強筋健骨的作用。葡萄乾中的鐵質含量更高，適合患有貧血的人來選擇。

註：葡萄糖分含量較高，糖尿病患者不宜多吃。

◆**奇異果**

奇異果中含有一種可以調節情緒的血清促進素，它具有穩定情緒、安神的作用，可以幫助你從緊張的工作狀態中轉換出來，打造優質的睡眠。

多吃奇異果對心血管疾病、癌症、關節炎、胃病等較難恢復的疾病也有好處哦！

睡前食用奇異果不可過多，一個即可，在吃了奇異果之後也不可以馬上喝牛奶，避免奇異果中的維生素C與牛奶中的蛋白質發生反應，要隔半個小時左右再喝牛奶。

◆**香蕉**

香蕉中含有可以調節內分泌的物質，它能夠幫你鎮定情緒，安撫神經，促進睡眠。

香蕉中鉀元素的含量極高，若你患有腎臟疾病就不適合吃香蕉了，否則會導致體內無機鹽失衡，加重腎臟的負擔。

註：香蕉性寒，若你本身是寒性體質，易手腳冰冷就不適合在睡前直接食用，你可以把它蒸一下，或者煮一下再食用，這樣可以減少它對氣血和腸胃的刺激。

◆**龍眼**

龍眼性溫熱，具有補脾胃、補氣血、緩解失眠、健忘、安神補腦的作用。

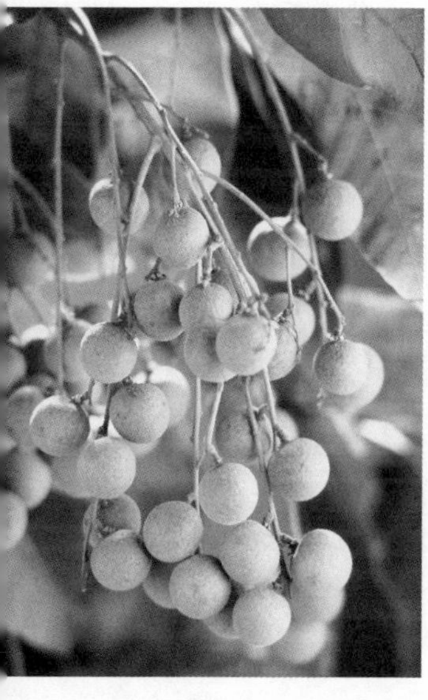

龍眼能夠很好的預防和抑制子宮疾病，因此特別適合女性在夜間食用。

註：是若你已經患有上火的症狀，如口腔潰瘍、咽喉腫痛等，就不適合食用龍眼了，糖尿病患者和準媽媽也不可食用，常有手心發熱等表現的熱性體質的人不適合過量食用。

睡前吃水果要注意進食時間和進食量，為了避免加重腸胃負擔，這些安眠水果最好在睡前一個小時吃，同時要控制進食量。一般來說，七八顆葡萄或者一根香蕉，又或者一個奇異果、兩三個龍眼就可以發揮作用了。

懶人的「臥」健身

「終於躺下了！」Peter幸福地伸了個懶腰，呈大字型躺在了床上。

「怎麼這樣就躺下了，你今天還沒運動呢！趕緊去跑步機上運動一下。」女友一邊敷面膜，一邊催著Peter。

「今天太累了，改天再運動。」Peter一動也不動地躺著。

「天天都說改天，你哪天不累？我也是為了你好，你看你天天忙成這樣，再不運動，身體非忙垮了不可。」

「好吧——」Peter不情願地爬起來，「要是躺著就能健身就好了。」

「想得倒美，哪有這種好事。」女友撇撇嘴。

其實真有這種好事，若你和Peter一樣下班後累得只想躺著，不妨來學一學躺著健身的方法。

臥式健身法

◆臥式拳擊

平躺在床上，雙手握拳，向頭頂上方舉拳揮出，雙手交替揮拳三分鐘，若是條件允許，還可以在床上方吊一個繩子，綁著靠墊或者枕頭做為參照物，對著參照物揮拳，鍛鍊效果更好。

這個動作可以活動肩關節和上臂，幫你改善肩頸痠痛的問題。

◆臥式「跑」

平躺在床上，雙腿彎曲，模擬跑步的動作，雙腿輪流蹬動，雙手也模仿跑步的動作，每天活動三分鐘左右就能運動到全身大部分肌肉，發揮綜合鍛鍊的效果。

長期持續下來，還能夠雕塑腿部和上臂曲線。

◆臥蹬車

平躺在床上，雙手抱頭，頭部微微抬起，雙腳貼著床做蹬車的動作，身體隨著腿部的動作左右扭動。

這個動作能夠活動腰部和背部肌肉，緩解腰背疲勞，同時還能夠刺激位於後背的督脈，具有增進免疫力，提升陽氣的作用。

◆臥背滾

平躺在床上，雙腿彎曲，雙手抱住小腿，身體像小船一樣前後搖擺，搖擺的幅度越大越好。

這個動作可以運動到背部肌肉，可以緩解背部疲勞。

◆臥式橋

平躺在床上，將雙腿彎曲，雙腳放在床上，慢慢將身體向上弓，用肩部和雙腳撐起身體，將身體形成一個拱橋式，持續一分鐘。若做起來有些困難，可以用雙手幫助支撐身體。

這個動作來自於瑜伽動作，它能夠活動頸部、背部、胸部，還有刺激腸胃，提高消化功能的作用。

◆仰臥起坐

最常規的臥式運動，在基本仰臥起坐的基礎上，你也可以變點花樣，比如在起來時順便扭轉身體，扭扭腰背。

這個動作有助於促進血液循環，消除腰部贅肉。

◆臥蹬腿

平躺在床上，將雙腿向上蹬直，繃緊腳尖，同時慢慢用雙手托住腰部，將身體向上，臀部離開床面，保持一分鐘。

這個動作也來自於瑜伽動作，可以幫你拉伸腿部、臀部、腰部的肌肉，塑造完美的下身曲線。

學會了這些「床上運動」，Peter就不用拖著疲勞的身體起來跑步了，躺在床上選擇一種運動，既能消除疲勞又可以健身養生，最重要的是，再也不怕女友的嘮叨了！

給臥室看看「風水」

在電影《行運超人》裡，梁朝偉飾演的風水大師和楊千嬅飾演的楣運女，認為人的運勢好壞與風水有很大的關係，因此他們隨身攜帶羅盤，一舉一動都要精心測算風水。

現在我就要學學電影裡的梁朝偉，給你測一測臥室「風水」。

測一測你的臥室色調

風水解讀：從色彩心理學的角度來說，不同的顏色會產生不同的心理學效應，因此臥室的主色調會對你的情緒、睡眠、健康造成影響。

一、適合臥室的色調

◆淡藍色：具有安神、鎮靜的作用，十分適合臥室的環境，可以幫助促進睡眠。

◆白色：是最常見的鎮靜色，可以安撫情緒，適合臥室使用。

◆淡黃色：會給人帶來愉悅感，柔和的淡黃色能夠幫你改善回家後的心情，提高睡眠品質。

◆淡粉色：是臥室最適合的顏色之一，具有安撫情緒的作用。

◆淡綠色：可以減輕你的疲勞感。

二、不適合臥室的色調

◆紅色：容易刺激神經系統，使人產生興奮、激動的感覺，臥室使用過多紅色會刺激血液循環，不利於睡眠，還有可能提高血壓，有害健康。

◆橘色：會帶給你歡愉的感覺，不利於進入睡眠狀態。

◆紫色：給人神祕、憂鬱、抑鬱的感覺，會影響你的睡眠情緒，降低睡眠品質。

◆黑色和棕色：都會給人帶來壓抑感，不適合臥室使用。

測一測你的臥室擺設

風水解讀：臥室中的擺設形成了臥室微環境，這個環境是否綠色安全直接影響著你的健康。

一、適合臥室的擺設

◆加濕器或除濕器：根據所在地區和天氣情況，選擇使用加濕器或者除濕器，可以打造最適合睡眠的微環境，但是在使用時要注意保持機器清潔，避免細菌滋生。

◆不透光的窗簾：黑暗的環境會促使人體形成褪黑激素，促進深度睡眠，遮光的窗簾是健康臥室的必備品。

◆君子蘭：可以調節空氣品質，釋放充足氧氣，最適合門窗緊閉的臥室擺放。

◆海芋：具有清除室內灰塵的作用，要注意滴水觀音滴下的水以及莖內的汁液有毒，要擺放在不容易觸碰的地方。

◆文竹：釋放的獨特香味有殺菌的作用。

◆吊蘭：可以淨化空氣，吸收甲醛，最適合剛裝修過的臥室擺放。

二、不適合臥室的擺設

◆電視、電腦：在臥室看電視和電腦不利於入睡，電視、電腦釋放的電磁波也會影響睡眠品質。

◆水族箱：會導致臥室空氣濕度過大，容易滋生細菌。

◆過多的毛絨玩具：極易聚集灰塵，且不易清理，在臥室尤其是床上擺放會影響呼吸系統健康。

◆空調在床上方：會導致空調風直接吹向人體，易造成空調病。

◆鏡子對著床：會使人在夜醒時受到驚嚇，應盡量避免。

◆丁香：香味過重，會刺激神經系統，影響睡眠。

◆水仙：吸入過多水仙釋放的香味，會使人產生噁心、神經衰弱的症狀，不適合在密封的臥室擺放。

◆夜來香：香味過於刺激，影響睡眠品質。

◆蘭花：蘭花的香味也過於濃重，不適合臥室擺放。

夢的解析：找到你的健康隱患

「你今天怎麼無精打采的，是不是昨晚去哪開心去了？」喬小姐看見坐在自己隔壁的王小姐一來了就哈欠連天，神祕地笑著問道。

「什麼呀，白天累成這樣，晚上哪有精力再出去？昨晚做了一晚的夢，根本沒睡好。」王小姐一邊說一邊又打了個哈欠。

「做夢？你還記得夢到什麼了嗎？我手機裡有一個周公解夢的APP，我幫妳測測看是不是馬上要有桃花了。」喬小姐說著，掏出了手機。

「這能看出來嗎？準不準？」王小姐半信半疑地問道。

……

姑且不論周公是不是真的能從夢中看出桃花來，但是中醫從你的夢裡卻可以看出你的健康狀況來，不信？就來測一測吧！

中醫解夢

◆夢中元素：自己處在暴雨、洪水中。

健康解析：《黃帝內經》中提到「陰氣盛，則夢涉大水而恐懼」，夢見這些元素說明體內陰氣、濕氣過剩，因腎屬水，還可能會有腎臟問題。

◆夢中元素：火災、火焰連天。

健康解析：對於這些夢元素，《黃帝內經》的解釋是「陽氣盛，則夢大火而燔灼」，即這預示著你陽氣過盛，身體會有上火的表現。

◆夢中元素：高高飛翔。

健康解析：《黃帝內經》認為「上盛則夢飛」，氣血上湧是心臟病、高血壓、肺病的前兆。

◆夢中元素：從高處掉下來。

健康解析：《黃帝內經》認為「下盛則夢墜」，預示著腎臟、泌尿系統不那麼健康了。

◆夢中元素：在夢中怒不可遏。

健康解析：《黃帝內經》提到「肝氣盛，則夢怒」，怒屬肝，肝病病人常會做這種夢。

◆夢中元素：在夢中十分驚恐、害怕，夢見恐怖的事情，如被追殺等。

健康解析：恐屬腎，常做這種夢是腎不好的預兆，一些心臟病患者也會做此類夢。

◆夢中元素：在夢中哭泣。

健康解析：根據《黃帝內經》的說法，夢中哭泣是肺氣過盛的表現，易生肺病和呼吸系統疾病。

◆夢中元素：夢見現實生活中的小事。

健康解析：「脾主思」，常做這種夢的人往往思慮過重，消化功能會有影響。

◆夢中元素：在夢中突然驚醒，醒後心跳加快。

健康解析：常在夢中驚醒可能是身體的真實反映，這是心臟病的前兆。

◆夢中元素：夢見被人卡住氣管。

健康解析：這是呼吸系統疾病的預兆。

只有當這些夢的預兆連續、多次出現時，才是身體健康的真實預兆，若是偶爾一次出現則可能只是單純的夢而已，不必過度憂慮。

趕走失眠全攻略

「一個人失眠，全世界失眠……」

凌晨兩點，音樂臺裡很應景地放著陳奕迅的《全世界失眠》，唐先生又點了一根菸，苦笑了一下子。

當初上學的時候，這曾經是他最愛的歌，在夏日午夜的街道上，和朋友們一起高唱著全世界失眠，好不暢快，那個時候半夜不睡似乎是很時髦的事。十幾年過去了，已經小有成就的唐先生再聽到這首歌心裡卻有說不出的苦澀，他曾聽人說「沒有在深夜失眠過的人不足以談人生」，若是以這個標準，那自己應該早就看透人生變成哲學家了。

唐先生抽完了一根菸，看了看錶，猶豫了一下，還是拿起了安眠藥，「飲鴆止渴」，他想到了這個詞，有沒有什麼辦法能讓自己不用安眠藥也能好好睡一覺呢？唐先生奢望地想。

中醫學認為，不同的人失眠的原因各不相同，因此治療失眠必須根據個人體質對症下藥。

對症治失眠

對症一：失眠的同時伴有情緒不佳、抑鬱、煩躁、胸部悶脹、食慾不振等症狀。

診斷：這類人的失眠是由於肝氣鬱結所引起的，調理上應以疏肝理氣為主。

偏方一：將玫瑰花、金銀花與小米一同熬粥，加入冰糖飲用。

偏方二：雙手手掌重疊置於胸部兩乳連線中點的位置（即膻中穴），上下摩擦按摩。

對症二：失眠同時伴有便祕、小便赤黃、口乾舌燥的症狀。

診斷：這類人的失眠是由於內火過旺引起的，應以寒性藥物來安神潤燥。

偏方一：食用新鮮桑椹，或者取桑椹泡水飲用。

偏方二：用手掌順時針按揉腹部肚臍周圍。

對症三：失眠同時伴有手心潮熱、多汗，腰痠腰痛、多尿的症狀。

診斷：這類人的失眠是由於陰虛火旺引起的，要以滋陰為主。

偏方：將百合、蓮子和酸棗仁一同煮粥，可以滋陰安神，助力睡眠。

對症四：失眠同時伴有食慾不振、噁心、腹脹、渾身無力的症狀。

診斷：這類人的失眠是由於脾胃虛弱，氣血兩虛所引起的，改善失眠要從補氣益血著手。

偏方一：桂圓、紅棗、蓮子一同煮粥食用。
偏方二：從胸部開始用手掌向下推，一直推到下腹部為止。

對症五：多夢、易在夢中驚醒，醒來不易睡著，平時還有健忘的現象。
診斷：這類人的失眠是由於心腎不交所引起的，要用補心益腎的藥物來治療。
偏方一：山藥、荔枝、桂圓一同煮粥，加入冰糖食用。
偏方二：睡前搓揉腳心，用左手搓揉右腳心，右手搓揉左腳心，以搓熱為準。

對症六：怕冷，手腳冰冷，女性有生理期紊亂、生理痛的表現。
診斷：這類人的失眠是由體寒而誘發的氣血不暢所引起的，應從活血理氣入手。
偏方：用紅花或生薑煮水泡腳，注意女性生理期期間不宜用此方。

「打呼族」的自我療養

今天是陳俊剛入職後第一次和同事一起出差，見了一天客戶之後，兩人終於在飯店的床上躺了下來。

夜深了，屋裡只剩下了同事的打呼聲，陳俊剛把頭埋到了被子裡，可是無孔不入的打呼聲依然鑽進了他的耳朵。陳俊剛無奈地又把頭伸出來，就這樣，在同事的打呼聲中，陳俊剛輾轉了半夜，快天亮時才睡著。

天一亮，同事精神百倍地叫醒了陳俊剛，看著陳俊剛一臉睏倦的樣子，他不好意思地說：「是不是被我的打呼聲給吵的，你見諒啊！」陳俊剛趕緊擺擺手說沒關係，同事繼續說：「最近不知道怎麼回事，突然就開始打呼了，以前我也不打呼……」

若你像陳俊剛的同事一樣，突然出現了打打呼的症狀，那就要小心了，這可能是身體給你的健康預警！

「打呼族」的健康報告

研究顯示，打打呼是由於人在睡眠時呼吸受阻而形成的，它往往與一些疾病有關，如咽喉炎、呼吸系統疾病、糖尿病、關節炎等，特別要提出的是，高血壓、高血脂等心血管疾病的病人出現打打呼的症狀機率十分高。

因此，若你突然連續出現了睡覺打打呼的症狀，就需要特別注意自己這些方面的健康問題了，若身體同時出現了不適的症狀，就趕緊去醫院做個身體檢查。

即使你現在健康滿滿，並沒有這些疾病，打打呼還是可能會造成你其他方面的健康困擾：若打打呼十分嚴重，有可能形成夜間缺氧，影響身體各個器官的正常休息，加重身體器官的負擔，誘發心臟病、腦病、胃腸疾病、神經衰弱等症。對本身就患有心血管疾病的病人來說，打打呼所引起的夜間缺氧更容易誘發「猝死」，造成嚴重的後果。

「打呼族」的自救

若你也有打打呼的情況，一定要加強鍛鍊，戒菸戒酒，增進自身免疫力，同時還可以試試下面這些小偏方。

偏方一：側臥

俯臥和仰臥的睡姿容易加重打打呼的症狀，因此在睡眠時在身後墊一個枕頭或者靠墊來幫助你保持側臥的姿勢。

偏方二：飲用花椒水

這是來自民間的打打呼小偏方，用數粒花椒煮水，睡前飲用一杯花椒水，連飲一段時間可以減輕打打呼症狀。

偏方三：穴位按摩

用手按揉豐隆穴、中脘穴、天樞穴各一分鐘左右，可以發揮理氣、祛痰、宣肺的作用，從而緩解打呼的症狀。

豐隆穴：位於小腿外側，將膝蓋眼與腳踝最高處連線，中點的位置就是豐隆穴。

中脘穴：位於腹部肚臍上方，將肚臍和胸骨最下端連線，中點位置就是中脘穴。

天樞穴：位於肚臍兩側三指寬的位置。

解開「磨牙」的結

早上一起床，馬先生的妻子就給他個臉色：「昨天又磨牙了，你到底是怎麼回事，是不是和小孩子一樣肚子裡有蟲子了？」

「結婚的誓言說什麼有難同當，我看要是我有什麼病，妳可能是第一個就跑了！」一向脾氣不錯的馬先生不知道哪來的無名火，連飯都沒吃，就開車出了門。

最近，馬先生的脾氣越來越大了，專案到了最關鍵的時刻，偏偏又出了點小問題，他每天急得焦頭爛，回家倒頭就睡，磨牙的毛病也是最近才出現的。要不是妻子說，他自己都不知道。

「難道肚子裡真的有蟲子了？」平靜下來的馬先生暗自尋思著。

磨牙的原因

對十三歲以下的兒童來說，出現磨牙可能是由於換牙期的不適或者腸道內的寄生蟲所引起的，是一種常見的睡眠障礙，但是對成年人來說，在睡夢中出現磨牙的狀況，往往是由於心理和情緒上的原因。

心理學和醫學的聯合研究顯示，當成年人產生心理障礙和情緒問題時，就會透過夜間磨牙表現出來，過度的緊張、焦慮、壓抑、抑鬱、憤怒、恐懼等不良情緒，都是成年人磨牙的主要誘因。

因此，若你和馬先生一樣出現了磨牙的情況，首先要思考一下自己最近是不是壓力過大，是不是存在心理障礙，以免誘發抑鬱症、焦躁症等更嚴重的心理疾病。

拯救「磨牙族」

出現磨牙的情況之後，最好的方法是給自己休假減壓，放鬆一下緊張的神經，擺脫自己的心理壓力。若條件不允許，也可以採用以下的小方法來幫助你快速緩解心理問題：

一、穴位按摩

◆用手掌的掌根按揉膻中穴三到五分鐘，可以幫你快速緩解心煩、心慌、抑鬱等不良情緒。

膻中穴：位於胸部，兩乳正中央的位置，若你的情緒不太好，那麼按揉該處時會有較強的痛感。

◆按揉太衝穴一分鐘，隨後沿著腳趾方向按摩，能夠幫你理氣解鬱，緩解壓抑的情緒。

太衝穴：位於腳面上第一腳趾和第二腳趾的骨骼空檔處，沿著兩根腳趾的趾縫向上尋找，到達骨骼空檔最末端就是太衝穴，情緒不暢時按壓此處也會有痠痛感。

二、食療偏方

◆橘子皮：具有調氣解鬱的作用，將其在蜂蜜中浸泡數天，直接嚼服或者泡水飲用均可，也可直接購買由橘子皮製成的中藥材陳皮泡水飲用。

◆黃花菜：民間將它叫做忘憂草，具有健腦安神的作用，適用於用腦過度導致情緒緊張、失控的大忙人們。可將黃花菜煎煮之後飲水食用，或者直接用黃花菜煮粥。

流口水，養養脾

看了前文，高小姐憂心了起來：「看來睡夢中的這些小毛病還跟健康的關係很大，我也有個小毛病，睡覺的時候總是不自覺地流口水，每天早上起來枕頭上都濕濕的一片。以前總被男友取笑說是夢裡饞得流口水了，不知道這是不是也跟身體上的什麼毛病有關係呢？」

高小姐擔心的沒錯，睡覺流口水的確和健康有關，它是脾在向你求救的信號。

中醫認為「脾為涎」，人在嬰兒期時，由於脾胃和唾液腺發育不全，就會出現流口水的現象，但是若成年後還會長期不由自主地流口水，就可能是脾虛的預兆。

看到這裡，高小姐半喜半疑，「脾虛，我平時食慾還可以，沒有覺得哪裡不舒服。」既然不確定，那就來測測你的脾到底好不好。

測一測你的「脾」

你有沒有這樣的情況？

一、大便黏滯，上廁所時大便不易沖乾淨。

二、對著鏡子張開嘴，看看自己舌頭，舌頭周圍有牙齒印。

三、經常有氣短、胸悶、心慌的感覺，早上起來最為嚴重。
四、食慾不振。
五、食慾不差，但是容易腹脹或者身體消瘦。
六、口中有異味，如口臭等。
七、嘴唇乾燥，易脫皮。
八、身體易水腫。

如果以上的症狀你有兩個以上，就說明你的脾已經不太健康了；若有五個以上，則你的脾虛已經較為嚴重了。

不對照不要緊，一對照高小姐嚇了一跳，原來自己的脾真的出問題了，該如何恢復脾健康呢？

七招輕鬆養脾

第一招：少思。脾主思，思慮過度是造成脾虛的重要原因之一，因此，養脾要做到少思、少慮，減少自己的慾望，把精力用在重要的事情上，減少無謂的精力浪費。

第二招：忌濕。脾怕濕，因此日常要注意避免濕寒侵入體內，保持衣物乾燥。

第三招：食補。具有補脾作用的食物有小米、鯽魚、紅豆、薏仁、山藥、扁豆、蘿蔔等，在日常可以多吃這些食物。

第四招：保暖。脾怕寒涼，脾虛的人群不宜食用寒涼食物。

第五招：泡腳。堅持用熱水泡腳可以補脾養血，泡腳時水應當沒過腳踝，若脾虛嚴重，也可購買中藥材白朮，加入熱水中一同泡腳。

第六招：運動。華佗發明的五禽戲中的「熊戲」，正是具有補脾祛濕功效的運動，鍛鍊時平躺在床上，雙手抱著小腿，把自己想像成雄壯的大熊，在床上左右搖動，隨後蹲在地上，雙手按住地面，身體左右擺動。

第七招：按摩。脾經從雙腳大拇趾外側開始，沿著雙腿內側、腹部、胸部向上，因此活動腳部大拇趾，敲打大腿內側都可以發揮健脾的作用。

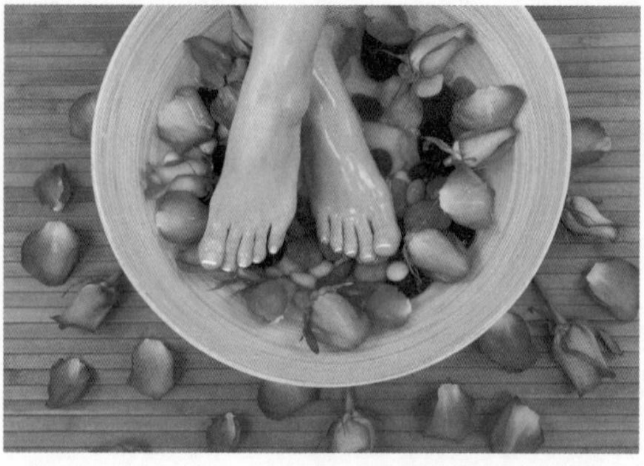

不再夜醒，一覺睡到大天亮

錢小姐又在夜裡醒來了，她看了一眼錶，兩點十五分，連著好幾天了，她都是在兩點多醒來，然後折騰半天才能再睡著。

早上醒來，她不得不帶著著黑眼圈去上班。

若你也有錢小姐這種長期夜醒的情況，那就要注意了，這不僅僅是睡眠的問題，還可能預示著你身體上的其他健康問題。

夜醒的健康排查

◆夜醒時間：二十三點～一點

這段時間是人體經絡中膽經當令的時間，也就是說在這段時間內是膽經負責值班的。此時陽氣開始升發，若你總是在這段時間內醒來，那就說明你的膽經可能出了問題，如果同時伴有口乾舌燥、消化不良、痰多、易驚嚇的症狀，那麼你就要特別注意保養自己的膽經了。

如果在這段時間內不能即時入睡，就會錯過陽氣升發的重要時間，長此以往會損傷元氣，對身體的危害極大。

解決之道：敲拍膽經。

膽經位於人體大腿外側，雙手握拳輕輕敲打膽經可以刺激氣血運行，消除膽經瘀滯，用雙手輕輕拍打也可以達到同樣的效果。

在敲拍膽經前期可能會出現痠痛、淤青等不適反應，繼續堅持下去，即可消除。

◆夜醒時間：一點～三點

這段時間是人體經絡中的肝經值班的時間，這個時間也是人體排毒養血最重要的時刻。若你在這段時間內常醒，並且有頭髮出油嚴重、痘痘滋生、情緒抑鬱的症狀，就可能是肝的功能出了問題。

解決之道：推肝經。

肝經位於雙腿內側，按摩時將一腿彎曲，從腳踝開始向上推，一直推到膝蓋為止，連續推幾十次，直到腿內側覺得微微發熱為止，然後換別一條腿繼續推。

◆夜醒時間：三點～五點

這段時間是肺經當令的時間，這個時間醒來的人常有心肺方面的問題，如果伴有咳嗽、氣喘的症狀，就說明你肺氣較弱。有些人在這個時間內並不醒來，但是也會有咳嗽、氣喘的症狀，同樣是肺氣較弱的表現；若醒來後有心慌、氣短、多汗的症狀，則你的心臟功能可能不是那麼強了，需要特別注意。

解決之道：有氧運動和食補。

強心健肺最簡單的方法就是有氧運動，以戶外運動為宜，若你實在沒有時間運動，可以透過食補的方式來補心益肺，五味子、百合、荸薺、蓮子、麥冬等食物具有相應的功效。

除了以上這些時段的夜醒外，若你晚上睡得很晚，但還是經常在早晨很早醒來，並且醒來後沒有神清氣爽的感覺，白天一天都精神疲憊，那就說明你長期透支體力，體內的氣血不足。若醒來後還伴有出汗的反應，則你體虛的情況比較嚴重，一定要安排好工作和休息的時間，好好休養身體。

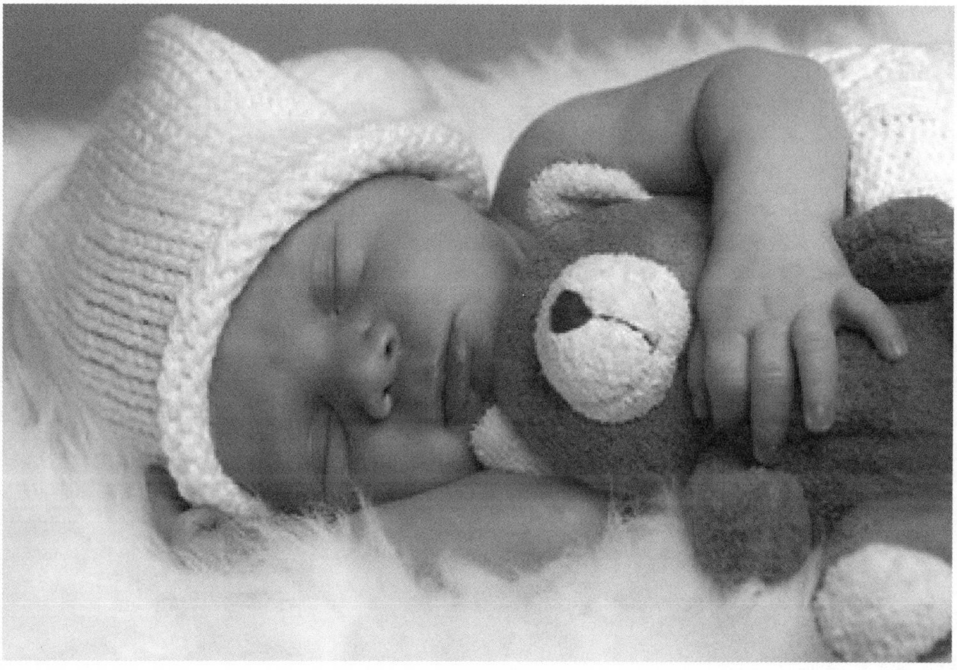

睡前揉揉腹，腸胃保安康

猶太人有一句名言：「人一生最需要祈求的是三樣事物：一個好妻子，一個好胃口，一個好夢。」這其中一個好妻子是可遇而不可求，我無能為力，但是剩下的兩樣我都可以送給你。

當然，如此珍貴的東西並不是無償的，需要你持續每晚都要「練功」，如果你可以堅持，就可以得到好胃口和好夢，這個功法就是——睡前揉腹。

這揉腹功是少林派的經典功法《易筋經》裡的神奇功法，相傳它是達摩祖師所創，練習這個功法可以有效促進腹部氣血運行，有提升中氣、調節腸胃功能、促進消化吸收、增加氣力的功效。

當然，若你想要練了這個神奇功法就和小說裡的武林高手一樣飛簷走壁，那著實是不現實的，但若你可以堅持鍛鍊，輕鬆得到好夢和好腸胃則不在話下。

揉腹功

第一步：準備

穿上柔軟的睡衣，最好是棉質的，若你習慣裸睡，那就在手上塗上潤滑油或者橄欖油，做按摩時的潤滑劑。準備好後平躺在床上，雙手放在腹部，用腹式呼吸法深呼吸數次，放鬆全身。

第二步：揉

雙手交疊，男士右手在上，女士左手在上，兩手放在胸部中央位置，從這個位置開始順時針按揉，一邊按揉一邊將雙手向下移動。按揉到腹部後繼續向左按揉，慢慢按揉完左側的腹部，繼續向下按揉，一直按揉到恥骨的位置，再轉為按揉右側腹部，直到按揉完腹部所有的位置為止。

按揉的過程中要用力得當，以腹部有重壓感為宜，按揉的速度以慢為宜，要貼著皮膚一寸一寸按揉完所有的腹部。在按揉的過程中要將自己的注意力完全集中到手上。

第三步：推

按揉完之後深呼吸數次，再將雙手交疊，從胸部開始向下推，一直推到恥骨的位置，先推中線，再推左側腹部，最後推右側腹部，推完後再深呼吸數次，放鬆一下身體就可以做個好夢了。至於好胃口，恐怕你得持續一段時間才能看到。

在揉腹和推腹的過程中，可能會發現某個位置有較強的痛感，或者某個位置比其他地方硬，這些位置就是你腹部氣血淤滯的點，每次揉腹時要在這些位置多揉一會兒，幫助氣血沖開這些瘀滯點。

註：揉腹時會有肚子鳴響、放屁等現象出現，這都正常，是腹部氣血活動的表現，無需擔心。

在揉腹的過程中常會出現較強的疲勞感和睏意，這時若能持續揉完最好，若覺得睏意較濃，那就先揉腹部痛點，然後就儘管隨著睡意找好夢吧！

用深度睡眠給身體排排毒

你有沒有這樣的經驗呢？有時候你即使睡了很長時間，但是早上起來的時候還是疲憊不堪，就像是這一晚的覺都白睡了一樣。而且睡的時間越長，早上起來反而覺得越累，相反有時候只是睡了三五個小時，早上起來卻精神百倍。

在這個不合常理的睡眠現象背後，搗亂的就是「睡眠週期」和「深度睡眠」。

你最應該知道的睡眠常識

人整夜的睡眠狀態並不是一成不變的，而是由好幾個小的睡眠週期所組成的，每個睡眠週期的時間大約是九十分鐘。在這九十分鐘的時間裡，你的身體經歷了易驚醒的入睡期和淺睡眠期、不易醒的熟睡期和深睡眠期，最後又會進入一個類似入睡期的狀態，在這個狀態裡，你極易被驚醒。

在睡眠週期中，最重要的是深睡眠期，研究顯示，只有在深睡眠的狀態下你的身體才能獲得充足的休息，達到消除疲勞的作用。若你在睡眠週期中被吵醒，身體就會產生睏倦、疲勞等不良反應。

入睡時間是一門學問

瞭解以上那些睡眠常識後，你就可以對自己的睡眠進行規劃了。

一、入睡時間的控制。

研究顯示，人在每晚最初入睡的兩個睡眠週期裡最容易進入深睡眠，在睡眠週期裡深睡眠的比例也最高。結合中醫學的觀點，人體在晚上二十三點到三點之間是最重要的排毒的時間，因此我們最好在十點之前入睡，最晚不要超過十一點，這樣可以保證排毒時身體處於深睡眠的狀態，以獲得更好的排毒效果。

二、睡眠時間的控制。

為了避免在睡眠週期中途醒來，你最好將自己的睡眠時間規劃為九十分鐘的倍數，如三個小時、四個半小時、六個小時、七個半小時等，這樣方能保證你在起床時是處於最佳狀態。對整天都在趕時間的大忙人來說，這個方法十分實用，它可以保證你在最短的時間內獲得最佳的睡眠效果。

如果條件允許的話，你也可以使用高科技的睡眠監測APP，這些軟體能夠跟蹤你的睡眠反應，記錄你的睡眠品質，並在你完成睡眠週期後叫醒你，這樣你就能夠更好地記錄並掌握自己的睡眠情況，從而制訂更科學的睡眠方案。

「睡」走疾病，枕頭來幫忙

「根據古代小說描述，那時候的女人們偷情時都會悄悄帶上自己的枕頭，比如三國時的洛神甄宓將自己的玲瓏枕留給了意中人曹植，《西廂記》裡的崔鶯鶯也在密會張生的時候帶著自己的鴛鴦枕……」

「古代人就是矯情，放著金銀玉器不珍惜，偏偏在意這個，不過是一個枕頭而已。」王先生無意間在網路上看見了上面這篇文章，心裡暗自覺得帶枕頭的舉動很好笑。

王先生哪裡知道，這枕頭裡可大有學問。

枕頭做為每天都要和你親密接觸的物品之一，能夠極大影響你的睡眠品質，如果用對了枕頭，甚至能讓你在睡眠中不知不覺就能治好惱人的疾病。

選對枕頭保健康

如果枕頭不合適，頸肩不能得到放鬆，甚至可能睡出頸肩疾病來，高度不合適的枕頭還會影響你睡眠時的正常呼吸，降低睡眠品質。

那麼，要如何挑一個好的枕頭呢？電視購物裡各式各樣的枕頭，乳膠枕、記憶枕、蕎麥枕……到底哪個才是最好的？

其實你完全不必看研究理想枕頭的資料，也不必迷信廣告裡的各種最新科技，最簡單的挑選枕頭的原則，就是自己去試，當你躺下去以後，輕輕活動活動頸部，換一換各種睡姿，身體自然會給出你最佳的選擇。

睡著治病靠藥枕

除了睡感舒適的日常枕頭之外，你還可以將枕頭變點花樣，用藥枕來幫你趕走疾病。

◆**薰衣草藥枕**：具有安神美容、改善睡眠品質、調節內分泌的作用，對女性來說它還可以幫妳改善生理期的不適症狀，特別適用失眠人群和女性使用。

◆**蠶砂藥枕**：具有清肝明目的作用，還可以緩解高血壓、頭痛、頭暈目眩等症狀，最適合上火之後和夏天使用。

◆**綠茶藥枕**：茶葉的芳香可以清熱解火，調節氣血，增進免疫力，可以做為睡枕長期使用。

◆**綠豆藥枕**：可以清暑解熱，按摩頭部和頸椎，有緩解頭暈頭痛的作用。

◆**菊花枕**：用於頭痛、頭暈、高血壓等症。

◆**迷迭香藥枕**：迷迭香有保健大腦、增進記憶力的作用，適合用腦過度的腦力活動者使用。

除了上面這些簡單的單一材料藥枕以外，在古醫書中還記載著一些複方藥枕的配方，治療效果更佳。

◆明目枕

來源：明．《本草綱目》。

配方：用苦蕎皮、黑豆皮、綠豆皮、菊花、決明子曬乾後混合製成枕芯。

作用：清肝明目，緩解視疲勞，治療眼睛紅腫、痠脹等眼疾。

◆祛風枕

來源：清．《古今圖書集成醫部全錄》。

配方：蔓荊子三克，甘菊花三克，防風三克，羚羊角三克，通草三克，犀角三克，石菖蒲三克，白芷三十克，細辛三十克，川芎三十克，藁本三十克，白朮二十克，黑豆適量，一同製作成枕芯。

作用：祛風明目，可以用於治療頭暈、頭痛、風濕等疾病。

註：藥枕的枕芯大多數都為中藥材，不適合長期使用，同時在使用中要注意保持藥枕乾燥，經常晾曬，避免發霉。

改善「女人病」：和夢露學裸睡

性感女神瑪麗蓮．夢露在面對記者的提問時曾說：「我只穿香奈兒五號睡覺。」此話一出讓人遐想無限，同時向全世界揭露了她裸睡的祕密。

對女性來說，裸睡不僅僅能讓妳擁有和夢露一樣惹人遐想的性感，還能夠幫妳解決煩人的「女人問題」呢！

「裸」出來的健康

沒有了衣物的束縛，人體在裸睡時能夠更加自由，身體的氣血運行將會更舒暢，可以直接和空氣接觸的皮膚也更有利於新陳代謝，不但能讓妳更快進入深睡眠的階段，還會改善女性常有的手腳冰冷等氣血不暢的狀況。

對女性私密的「祕密地帶」來說，裸睡的好處就更多了，這個「祕密地帶」由於長年都處於濕潤、封閉的狀態，很容易滋生細菌，這也是女人問題滋生的根源。去除了衣物之後，「祕密地帶」就可以充分通風透氣，是防治女人病最簡單的方法。

安心「裸」提示

裸睡好處多多，但在裸睡時一定要注意以下的事項，才能「裸」得更健康哦！

◆讓床常見見光

裸睡時的身體，尤其是妳的「祕密地帶」會和床親密接觸，因此床的清潔狀況會更直接的影響到妳的健康。經常讓妳的床曬曬太陽，殺掉細菌才能更放心裸睡。

◆保暖很重要

裸睡時要調整好室內的溫度以及被子的厚薄度，避免在睡熟後暴露身體，以免著涼。被子要選擇真絲、純棉等天然織物，避免引發皮膚不適。

◆給裸睡升級

若想徹底改善女人問題，妳還可以為裸睡升級，在睡前隨手做點簡便按摩和臍療，再舒服睡一覺，惱人的煩心事就會統統消失。

◆按摩子宮穴

在人體上，有一個重要的穴位叫做「子宮穴」，一看這個名字妳就知道了，它對於女人的健康可是十分重要的，經常按摩可以幫妳保養子宮，改善生理痛、生理期紊亂、子宮炎症等屬於女人的問題。若妳有不孕的問題，按摩這裡也能幫助妳。

子宮穴位於下腹部，肚臍下方四寸，沿著肚臍中線再往兩側三寸就是子宮穴的位置了。在具體按摩時可以不用這麼麻煩來找穴位，直接將四指併攏，從肚臍開始向下量，然後張開雙手的手掌，在這個位置開始向兩側按摩，這樣就可以簡便地按摩到子宮穴了。

若妳本來就有婦女病等問題，按壓到子宮穴時痛感會較為明顯，重點按摩痛點即可。

註：如果妳正懷有寶寶，那就不適合按摩這個穴位，以免刺激子宮。

肚臍來幫忙

在裸睡時十分適合做臍療，按照下面的製法將調製好的中藥敷在肚臍的位置，再覆蓋上乾淨的藥用紗布，然後固定住，就可以在睡眠中治病了。

◆**生理痛**：炮薑三錢，肉桂三錢，茴香三錢，一同研磨成粉末，用黃酒調勻後使用，一療程為七天。

◆**月經不調**：紅花三錢，當歸六錢，月季三錢，一同研磨成粉末，用茶水調勻，在月經期使用，連續貼七天。

換個睡姿來治病

你有沒有習慣的睡姿呢？如果有的話，是以下哪種呢？

A、大多數時候都趴著睡才能睡踏實，手放在身體兩邊或者頭邊。

B、平躺著仰著睡，手放在身體兩邊或者身上。

C、像肚子裡的嬰兒一樣蜷縮著睡，這樣有安全感。

D、從小就養成習慣了，必須抱著東西才能睡，比如被子或者抱枕。

E、枕著自己的手掌或者手臂睡。

F、半側著屈膝而睡，有時候左側，有時候右側。

選好了嗎？現在我要開始解答了，從你的睡姿裡，我可以看出你的健康狀況。

選A，在睡覺時心臟和肺部會受到壓迫，影響血液流通，造成呼吸障礙，長期採用這個睡姿可能會誘發心臟病。若你本身就有心血管疾病，就要盡量避免這種睡姿。

選B，熟睡時頭部後仰，不利於呼吸，若雙手放在胸前則會造成心臟額外的負擔。要注意若飲酒過量則要嚴格禁止採用這個睡姿，否則若有口水或者嘔吐物流出，就可能會因嗆氣而引發呼吸停止。

選C，睡覺時氣血易流通不暢，在這個姿勢下，頸部、肩部、背部都處於緊張狀態，易加重頸椎病、肩周炎等肩背疾病。

選D，睡覺時胸前的物體會壓迫胸腔，造成呼吸障礙，影響睡眠品質。

選E，手臂或者手掌血管受到壓迫，影響身體氣血正常運行，易誘發肩周炎、頸椎炎等疾病。

選F，恭喜你，這是日常最健康的睡眠方式，其中右側臥不易壓迫心臟，是最好的睡姿。

學學養生睡姿

除了日常採用右側臥的睡姿外，你還可以和道家學學養生睡姿。

道家養生睡姿一：身體平躺，全身放鬆，雙腿盡量彎曲，雙腳相對，雙腿的彎曲幅度越大越好，此時雙手放在腹部，深呼吸。

這個睡姿又叫做「還陽臥」，具有補腎益氣、恢復元氣的作用，每天睡前用這個姿勢放鬆半個小時即可。

道家養生睡姿二：與「還陽臥」類似，雙腳心相對，雙腿彎曲，雙

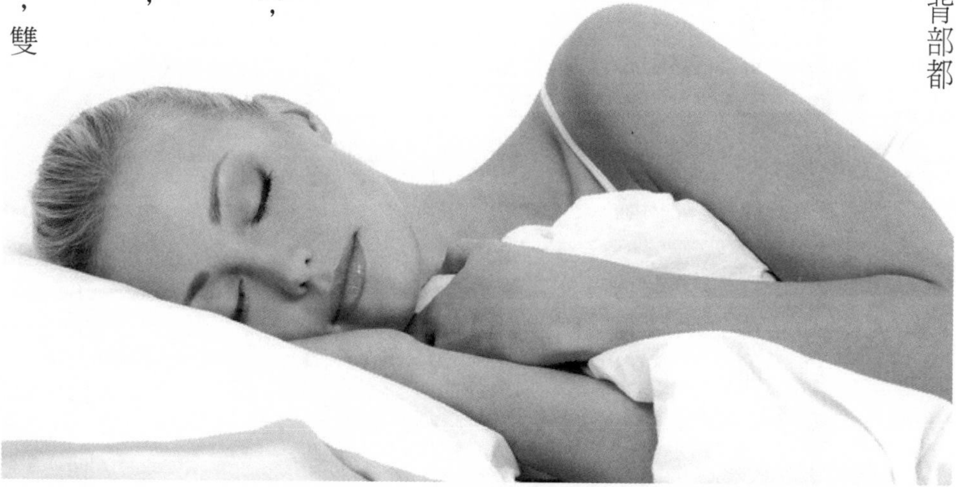

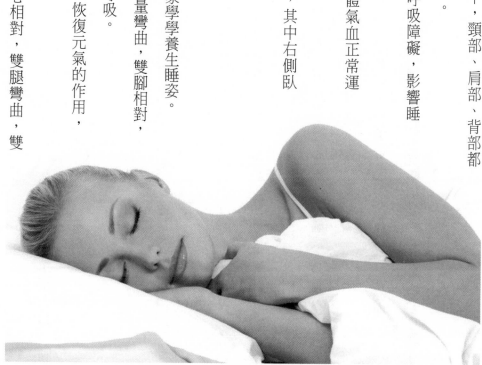

手交疊放在頭部正中央，這個位置是頭頂百會穴的所在。

採用這個睡姿在補元氣的基礎上還可以養神，適合生活緊張的忙碌一族，這個睡姿也可在每天睡前保持半個小時。

特殊情況這麼睡

若你本身已患有疾病或處於生理期，就不能一味地採用右側臥的睡姿了，而是要根據自己的身體狀況選擇最適合自己的睡姿：

◆**心血管疾病**：適合繼續採用右側臥，減輕心臟負擔，可以適當加高枕頭，以保持呼吸暢通。

◆**腦血管疾病**：根據腦部梗阻的位置來決定睡姿，盡量避免長時間壓迫梗阻所在的一側，適合多換換睡姿。

◆**痔瘡**：最適合採用俯臥的方式，避免加重肛門負擔，但是若患了此病還是儘快去醫院醫治，長期採用俯臥會造成心臟負擔。

◆**靜脈曲張或下肢疾病**：睡覺時將雙腳墊高，幫助血液循環，避免下肢血流不暢，引發充血。

◆**孕婦**：在懷孕晚期的時候要採取左側臥的睡姿，盡量避免右側臥和仰臥，否則會影響到子宮供血。

打造完美睡美人

在童話裡，被詛咒的睡美人在城堡裡沉睡著，一百年後她終於迎來了屬於她的王子，王子用自己的吻喚醒了美麗如昔的睡美人，也喚醒了被詛咒的城堡。

妳是不是從小就被這個動人的童話所打動，所以一直在等待那個喚醒自己的王子呢？

可是妳注意到了沒有，在這個故事裡有一個最重要的條件就是睡美人「美麗如昔」，若是睡美人的容貌隨著歲月改變，王子看到的是一個皺紋遍布、肌肉鬆弛的婆婆，想必他一定不會喚醒這個詛咒，而是頭也不回地逃出城堡。

所以，想要獲得童話裡的幸福，就要女人學學保持睡夢中也美麗的方法。

三分鐘睡前排毒按摩

深睡眠階段是人體排毒的黃金時間，睡前做一做臉部的排毒按摩，能夠事半功倍地幫助肌膚排毒。

第一步：雙手中指從眉心開始慢慢向外按揉，一直按揉到太陽穴，在太陽穴輕輕按壓幾下後，繼續從眉心開始向上按揉，一直按揉到髮際線，直到按揉完整個額頭為止。

第二步：從兩眼之間的鼻樑開始向下提捏鼻子，來回提捏三到五次。
第三步：從下巴開始沿著臉龐向上提拉，一直提拉到耳垂為止，輕輕捏按幾下耳垂。
第四步：從上到下捋捋脖子。

睡夢中的頭髮SPA

◆油性髮質：睡前在頭皮上噴上迷迭香精油，用手指的指腹輕輕按摩頭皮，幫助精油吸收，可以發揮出促進睡眠的作用。

迷迭香精油具有護髮、養髮的作用，可以顯著改善頭髮出油、脫髮、頭皮屑的症狀。

◆乾性髮質：睡前在髮梢上均勻抹上橄欖油，再將頭髮編成辮子或者挽起來，若妳怕弄髒枕巾的話，可以在原來的枕巾上舖一層棉布。

橄欖油能夠滋養頭髮，是最健康的天然髮膜。

保持髮型小撇步：睡了一覺之後做好的髮型就變得亂七八糟了，可是又沒有時間讓妳好好打理，這是很多職業女性最頭痛的頭髮問題了。不用擔心，用一條真絲的枕巾就可以完美地幫妳解決這個問題。

做個「香香公主」

在睡前點上香薰，在芳香的氛圍裡作一個好夢，讓美容精油幫自己保持美麗吧！

◆油性皮膚：選擇薄荷精油，可以幫妳平衡臉部油脂，促進排毒。

◆乾性皮膚：選擇玫瑰精油，它具有美白、保濕、消除皺紋和黑眼圈的作用。

◆混合皮膚：選擇薰衣草精油，能夠調節油脂，淨化皮膚，美白養顏。

睡覺不忘護手腳

現在妳已經完成了睡前大部分的美容任務了，不過可不要忘了自己的手和腳，這時抹上一層護手霜吧！或者橄欖油也可以，再帶上棉質的手套和襪子，等天亮的時候就會看見細嫩的手腳了。

註：使用這個方法會影響睡眠中手部和腳部的血液流通，所以不宜常用，每週一次即可。

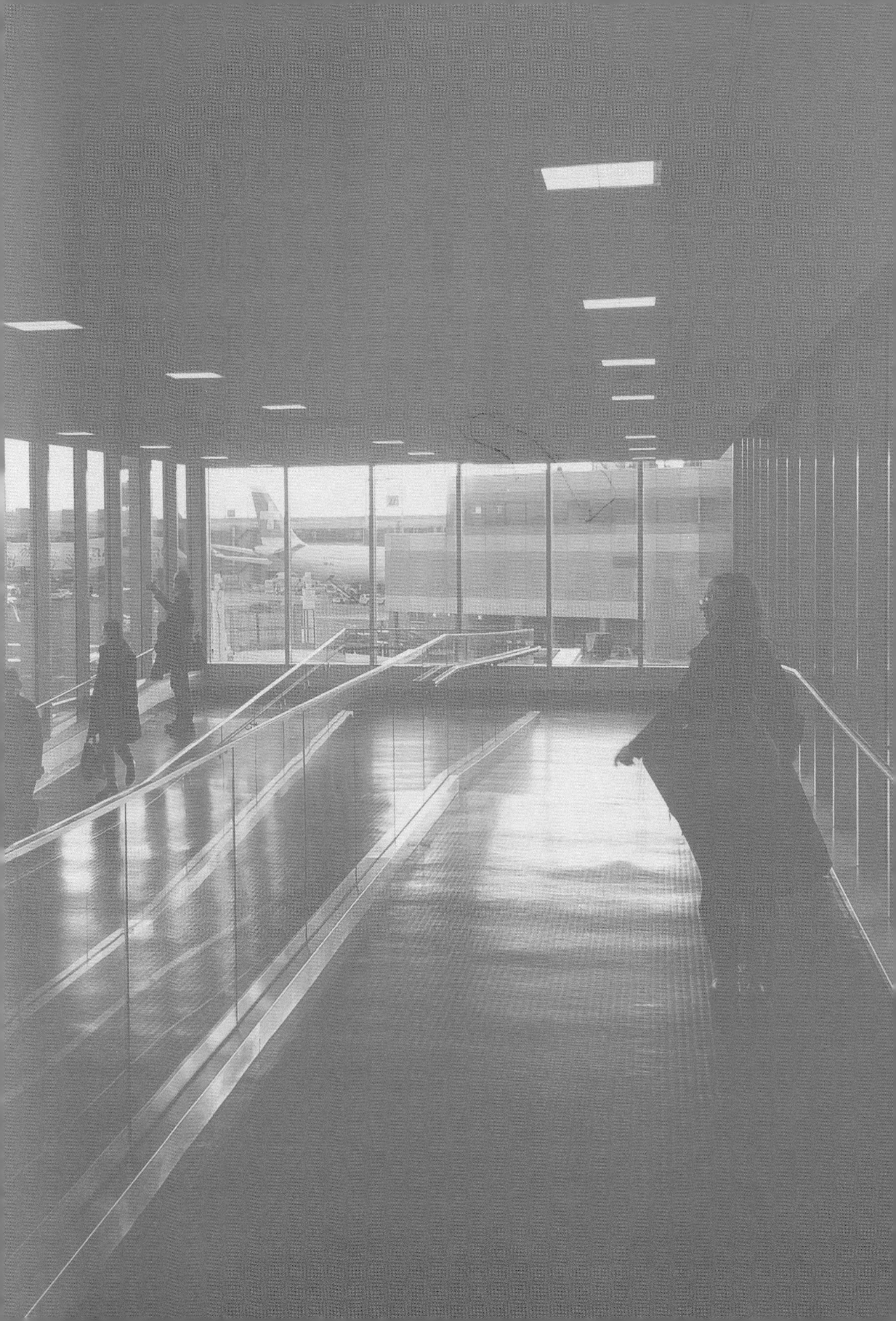

chapter 6

SOS！解救特殊狀況

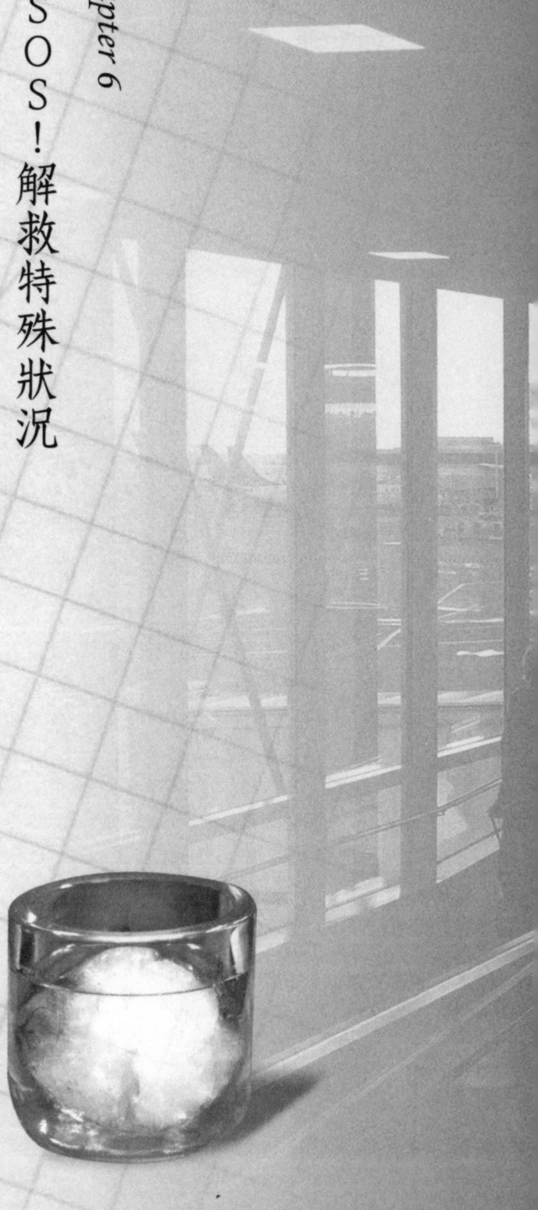

「飯局、酒局、人情局……應酬不完的客戶，喝不完的酒。」

「你知道凌晨一點的城市是什麼樣嗎？我熟悉的不得了！」

「職場就是女人當男人用，男人當畜生用，

可是什麼時候女人才能像男人一樣了無牽掛呢？」

——生活在別處的出差族

備好出差「百寶箱」

「這次死定了。」小齊躺在飯店的床上，心裡尋思著。這是她第一次和上司一起出差，結果就出了差錯，都怪那雙新買的高跟鞋，早上一出門她就扭到了腳，痛得一步也不能走，最後上司陳姐只能一個人去見客戶了。

要說起來也多虧了陳姐，一見她扭到了腳，就立刻扶她回來，還像變戲法一樣從自己的房間拿了一個小冰袋出來給她冰敷，然後才匆匆忙忙地走了。

現在，小齊的腳已經好多了，她這才反應過來，疑惑地想：「陳姐怎麼會隨身帶著冰袋呢？」

其實，這冰袋正是「出差狂人」陳姐「百寶箱」裡的一件寶物，可別小看這寶物，它能冰敷又能熱敷，平時可以用來冰敷美容，快速去除黑眼圈，幫妳恢復好氣色，夏天能用來祛暑降溫，加班的時候可以用來提神醒腦，萬一有個感冒發燒，頭疼腦熱，或者受傷出血就可以拿來冰敷救急。在妳腰酸背痛，生理痛或者需要熱敷的時候，把它在熱水裡泡一下就可以用了，方便快捷，最重要的是它即小又輕，方便攜帶。所以，陳姐到哪裡都帶著它，一到飯店就把它放房間冰箱裡備用，這不，這次就用上了。

那麼，除了冰袋以外，出差「百寶箱」裡還有哪些方便實用的寶物呢？

出差寶物大搜羅

◆酒精片：對經常東奔西跑的出差族來說，衛生和健康問題始終是最關心的，方便攜帶的酒精片可以用於房間、馬桶和餐具消毒，避免細菌感染；也可以用於皮膚消毒，若出現皮膚創傷也可以快速處理，避免感染。

◆手帕：別說手帕已經過時了，隨身帶一條高品質的手帕不但可以展現你的品味，而且更衛生。另外，在出差時也不要忘了運動，手帕既可以擦汗又可以當護腕，一舉多得。若你忘了帶眼罩，手帕也可以臨時充當眼罩的角色哦！

◆繩子：可以將你的行李打包，使行李箱井井有條，在到達目的地之後，它就可以變身成為你的健身教練，可以做為瑜伽繩幫你繼續練瑜伽，也可以在樓梯間裡跳繩，還可以用它來做一下拉伸運動，緩解肌肉疲勞。（更多用法參見「把手邊物變成健身物」一節）

◆木梳或牛角梳：放棄一次性的塑膠梳吧！隨身帶一把木梳或者牛角梳，在梳頭時順便按摩一下頭皮，隨時隨地健健腦，梳子的背面還可以做

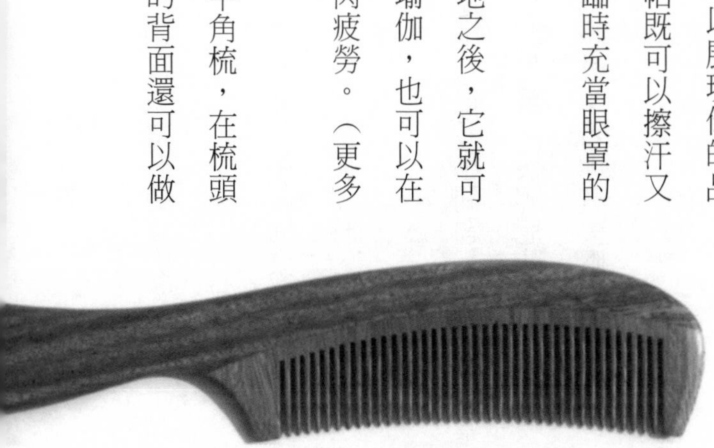

為刮痧板用，你可以用梳子在頸部、手臂、背部刮痧來提升免疫力。若出現頸肩痠痛，用木梳背面在痛點刮痧可以緩解。

◆小瓶食用橄欖油：它可以做為護髮素、髮膜、護膚品、護手霜、護唇膏、卸妝油來維持妳的美麗，也可以用作刮痧油、按摩油來幫妳養生。在妳出現便祕時，口服一點還可以潤腸通便。

◆生薑：別覺得奇怪，用保鮮袋隨身帶一小塊薑能幫你解決出差途中的很多小問題，除了泡水禦寒之外，牙痛時在口中咬一片能快速止痛；暈車時嚼一小塊生薑能緩解症狀；蚊蟲叮咬後用生薑擦塗可以消毒止癢；咳嗽時含一片生薑也能抑制咳嗽；若你有失眠的症狀，也可將生薑放在枕邊來助眠。

「時差黨」的養生經

凌晨一點，徐家輝神采奕奕地站在飯店窗前，看著窗外的夜景，他抬頭看了看時鐘，心裡抱怨道：「這該死的時差！但願明天一切順利。」今天，他才從國外飛過來，這個時候沒有一點睏意，「看來明天又得強打精神了。」徐家輝在心裡想。

像徐家輝這樣總是飛來飛去的大忙人不是少數，那麼和他一樣同為「時差黨」的你是如何倒時差的呢？

藉助藥物嗎？

透過激素類藥物或者安眠藥來倒時差雖然快速有效，但對你的健康來說卻是最壞的一種方式，它干擾了你體內正常的荷爾蒙分泌，若長期如此就會導致荷爾蒙分泌紊亂，出現記憶力減退、疲勞、腸胃不適、易怒等亞健康症狀。

那麼，怎樣倒時差才健康呢？

調整時差的綠色方法

一、利用好光線

研究顯示，光線對人體生理時鐘的形成和荷爾蒙分泌有很大影響，利用好光線就可以幫你輕鬆調整時差。

在到達目的地之後若是白天就要多曬太陽，促進陽氣的升發，幫助身體盡快形成生理時鐘。另外，在飛機上你就可以按照目的地的時間，在目的地的夜晚來臨時帶上眼罩，提前進行模擬，可以減輕時差帶來的不適反應。

二、穴位按一按

利用穴位來幫助你適應目的地的時間。

◆在夜間需要睡眠時可以按摩安眠穴、湧泉穴、神門穴來幫自己快速進入睡眠狀態。

安眠穴位於耳後方的腦側面，找它時你先找到耳垂後的凹陷處，再找到枕骨下方同耳垂水準位置的凹陷處，在這兩個凹陷處連線的中點就是安眠穴，找到後按摩一分鐘。若你覺得不好找，也可以從耳垂後凹陷處開始，沿著髮際線用手指一路按摩到枕骨下方，按摩的範圍可以稍微大一點，這樣也可以刺激到安眠穴。

湧泉穴位於前腳掌三分之一的凹陷處，用力按壓一分鐘。

神門穴位於手腕內側經常戴手錶的位置，用指腹按揉這個部位一分鐘。

◆在白天需要快速清醒時可以按摩合谷穴、百會穴和太陽穴。

合谷穴：位於手上虎口位置，掐按它可以幫你提神醒腦。

百會穴：位於頭頂正中央，按揉一分鐘可以快速振奮精神。

太陽穴：位於眼角延伸線凹陷處，按揉它時閉著雙眼，可以緩解疲勞。

三、用食物來幫忙

最新的科學研究顯示，除了光線可以影響人體的生理時鐘外，進食的時間也可以影響人體的生理時鐘。當你按照一定的規律用餐時，身體就會根據用餐的時間自動調節生理時鐘。因此，要想順利度過時差的不適期，可以提前根據目的地的時間來用餐，這可能會讓你提前餓上幾個小時，到了目的地再進食，在飢餓期間，你可以喝點水，吃點堅果來緩解飢餓感。

輕鬆克服「水土不服」

二〇一一年，一隻勇敢的帝企鵝踏出了自己探險的第一步，牠隻身從南極長途跋涉了三千多公里，到達了紐西蘭的北島海灘，在這個陌生而新奇的土地上好奇地四處張望。

可是沒多久，這隻帝企鵝就倒下了，牠可憐兮兮地躺在了海灘上，看起來既疲憊又虛弱。當地的動物學家們緊急對牠進行了診治，最後發現牠是由於「水土不服」而出現這種不適情況的。

從這隻勇敢的帝企鵝身上，你是不是看見了自己的影子呢？

在我們的腸胃裡生活著很多細菌，平時和我們和平共處，可是一旦換了地方，細菌們也會出現不適的症狀，細菌群的種類和數量都會發生變化。如果你的腸胃不是那麼強壯，細菌群的這種變化就會影響到你的健康，你就會和這隻帝企鵝一樣，無精打采地度過「換水土」的時期，若你的工作需要經常出差，那就更不幸了……

被水土不服困擾的你看看下面這些小偏方，也許可以幫助你。

克服「水土不服」的實用偏方

◆吃吃「豆腐」

這是民間用來「換水土」的一個小偏方，到了當地後先找當地的豆腐來吃。由於豆腐極易消化，又十分常見，對腸胃的刺激又小，所以吃點當地的豆腐能讓你盡快適應當地的食物，度過水土不服期。

所以，對於容易水土不服的你來說，在剛到目的地時，一定要抑制住自己的新鮮感和好奇心，先少吃當地的風味特產，多吃點豆腐、米粥、湯麵、雞蛋湯等容易消化的常見食物，等腸胃適應之後再展開你的美食探索之旅吧！

◆多喝點蜂蜜

蜂蜜可以健脾、安神、養胃，還可以緩解水土不服引起的便祕等腸胃不適症狀，是水土不服人群最佳的飲品選擇。但蜂蜜最好自己帶，或者購置市場上的有品牌蜂蜜，不要為了嘗鮮去買當地的蜂蜜哦！

◆備點生薑

在口中嚼點生薑能夠幫你緩解水土不服帶來的噁心、反胃等症狀。若你是水土不服的常客，可以提前在米醋中泡幾片生薑，到達目的地後用泡過的生薑片、紅糖、綠茶一同沖泡飲用，可以緩解不適。

◆學古人帶香囊

古人不論去哪裡，都會在腰間或者胸前隨身帶著自己的香囊，你也可以在中藥店購置藿香、陳皮、艾葉、金銀花，一同裝入小袋中隨身攜帶。中藥所散發出來的藥香可以幫你緩解胃腸不適，增進食慾，提高身體免疫力。

這個香囊配方中的藿香，可以調節腸胃，緩解噁心、嘔吐、腹瀉等腸胃不適症狀，在緊急的時刻，還可以拿它泡水飲用。

把手邊物變成健身物

「表哥，你看我的成果。」表弟把身體湊到王先生旁邊，撩起衣服，讓他摸自己的腹肌。

「真棒，像我這種整天都在出差的人就等於和肌肉說拜拜了。」王先生看著表弟剛練出來的腹肌嫉妒地說道。

「怎麼會，表哥，隨時隨地都可以健身。」表弟驕傲地用雙手做出舉啞鈴的動作。

「一年能休這麼幾天假恨不得都用來補覺了，根本沒機會去健身房。」王先生無奈地擺擺手。

王先生不用覺得灰心，就像他的表弟所說，健身可以隨時隨地，就算你整天飛來飛去也可以利用手邊物來健身。

手邊物來健身

◆礦泉水瓶或者飲料瓶

變身：啞鈴

健身法一：雙手向上推舉礦泉水瓶。

這個動作可以幫你活動肩背部肌肉，在飯店、車上、飛機上都可進行。

健身法二：身體直立，雙手握住礦泉水瓶自然下垂，雙腳踮起腳尖，停留片刻再恢復站立，重複這個動作可以幫你活動腿部肌肉，塑造小腿曲線，適合在飯店鍛鍊。

健身法三：左手握住礦泉水瓶自然下垂，身體站立，右手插腰，將身體慢慢向右側彎曲，隨後換右手握礦泉水瓶，身體向左側彎曲。

這個動作也適合在房間進行，可以鍛鍊腹部肌肉。

健身法四：握住礦泉水瓶，上下搖動手腕。

這個動作隨時都可進行，可以活動腕關節，預防手疲勞、滑鼠手。

◆毛巾

變身：拉力繩（短）

健身法一：身體直立，雙手放在背後，握住毛巾的兩端，伸直手臂，將手臂用力向上舉。

這個動作能運動胸部、肩部、背部、手臂肌肉，可以在房間進行。

健身法二：躺在床上，用毛巾勾住一隻腿的膝蓋內側，拉住毛巾兩頭，用力向上抬，身體平衡後將另一隻腿也慢慢抬離床面。

這個動作能夠鍛鍊身體平衡感，活動腹肌、腿部肌肉、手臂肌肉。

◆出差「百寶箱」中的繩子

變身：拉力繩（長）

健身法一：身體直立，雙腳併攏，將繩子放在一隻腳的腳底，雙手握住繩子拉直，雙手慢慢向上提起，腿部繃直，隨著繩子向上提升，到達極限點後保持三十秒。

這個動作能活動腿部、手臂的肌肉，還能夠拉伸大腿後側的肌肉。

健身法二：躺在床上，雙腿併攏，用繩子勾住雙腳的腳心，雙手拉直繩子，藉助繩子的拉伸作用，身體和雙腿逐漸離開床面，保持一段時間。

這個動作可以運動全身肌肉，肩背部、腹部、腿部以及手臂均可以得到運動。

◆飯店的桌椅

變身：仰臥板、俯臥撐架

健身法一：坐在椅子前方，用腳勾住桌子裡側邊緣，身體盡量向下，準備好後就可以做仰臥起坐運動。

這個動作可以幫你收緊小腹。

健身法二：雙手撐住椅子兩個扶手或者椅面，做俯臥撐。

這個動作可以鍛鍊手臂、小腹肌肉。

利用手邊物來健身不僅僅是上面提到的這些，在出差過程中你可以挖掘出更多手邊物的健身方法，讓它們物盡其用為你的健康服務吧！

「空中飛人」的營養指南

對於經常出差的記者安妮來說，吃飯是最麻煩的事，趕得急時飛機餐、速食就成了她最多的選擇，這還是好的，最忙得時候她坐著巴士一天跑了三個城市，只能用水和麵包來將就一下，如此單調的飲食導致的直接後果就是身體營養素缺乏。

如果你和安妮一樣是長年在路上的出差族，不妨來測一測自己缺什麼營養素。

測一測你缺哪種營養素？

一、你的牙齦總是出血，每天刷牙時都血跡斑斑，傷口恢復得很慢，同時覺得自己免疫力變低。

二、嘴角乾裂、胃脹、嗜睡或者失眠，偶爾有心悸、呼吸困難、氣喘的表現。

三、嘴角潰爛，口腔潰瘍頻發，可能伴有眼睛充血、怕光、易流淚等症狀。

四、厭食、情緒低落，伴有腹瀉、眩暈、易睏，在陽光照射後易患皮疹。

五、易怒，嘴唇或舌頭浮腫，虛弱，精神委靡，易患皮膚炎症或口腔炎症。

六、眼睛和皮膚變黃，皮膚上有局部的紅腫、蛻皮現象，食慾不振，記憶力減退。

七、視力下降，眼睛時常看不清東西，尤其是在夜間；皮膚瘙癢，起皮屑；指甲凹凸不平，易斷。

八、易貧血，記憶力不集中，精神不振，怕冷。
九、腿常抽筋，腰腿痠軟。
十、食慾減退，味覺降低，可能還會有聽力減退的現象。

解答：
一、缺維生素C
二、缺維生素B_1
三、缺維生素B_2
四、缺菸鹼酸
五、缺維生素B_6
六、缺維生素B_{12}
七、缺維生素A
八、缺鐵質
九、缺鈣質
十、缺礦物質鋅

營養素怎麼補？

俗話說「藥補不如食補」，營養素的補充最好也最安全的方法是從食物中攝取。對於營養素缺乏的人群來說，要牢記下面這些富含某種營養素的食物，在用餐時有意多吃一些。

◆**維生素C**：富含維生素C的食物有櫻桃、柳丁、奇異果、彩椒、柿子、綠花椰、草莓、番茄等。蔬果越新鮮，其中的維生素C含量越高，因此要盡量選擇新鮮的蔬果食用，罐頭、果脯、水果乾等加工食品中維生素C含量較低。

◆**維生素B_1**：主要存在於粗糧之中，如米糠、麥麩等，此外在蛋黃、黃豆、瘦肉、白菜、芹菜中含量也很高。它和其他的維生素B群一樣，在體內無法累積儲存，攝取過量後就會排出體外，所以每天都要維持一定的攝取量。

◆**維生素B_2**：富含維生素B_2的食物有動物肝臟、乳製品、油菜、黃豆、瘦肉、雞蛋、香菇等。

◆**菸鹼酸**：主要存在於動物肝臟、腎臟、穀物、豆類以及瘦肉中。

◆**維生素B_6**：在酵母粉、肉類、馬鈴薯、魚類、菠菜、起司中含量較高。

◆**維生素B_{12}**：在動物肝臟、乳製品、魚類、肉類、蛋類中含量較高，另外，維生素B群具有協同效應，一同補充吸收效果最佳。

◆**維生素A**：在綠色蔬果和黃色、橘黃色蔬果中維生素A的含量較高，如青椒、胡蘿蔔、黃瓜、芒果等都是維生素A的良好來源。

◆**鈣質**：大多數的日常食品都富含鈣元素，如肉類、骨製品、魚類、蝦類等。一個補鈣的小偏方是將蛋殼磨碎之後沖服。

◆**鐵質**：蛋黃、肝臟、瘦肉、紅棗、海帶、紫菜是富含鐵質的食品，同時多吃富含維生素C的食物可以促進鐵質的吸收。

◆**礦物質鋅**：海產品、動物肝臟、魚類中鋅元素含量較高。

——加班：每個月總有那麼幾天

加班族的食物「加油站」

夜已經深了，對面大樓裡的燈陸續關閉了，只剩下星星點點的燈光，在那個燈光後面，一定是和你一樣在午夜裡辛勤加班的人。在這樣忙碌的夜晚，不妨在加班的空檔裡犒勞一下自己的胃，吃點適合自己的健康食物補充一下能量。

加班族飲食的健康搭配

健康搭配一：抗輻射＋明目

若你加班時需要長時期對著電腦，那就需要注意防輻射和護眼養眼方面的問題了。

菊花、枸杞、藍莓、荸薺、黑棗、夏桑菊、豬肝具有良好的明目護眼功效，而綠茶、綠豆、番茄、海帶、黑木耳、紫菜、黑芝麻則可以幫你抵抗輻射的侵襲，這些食材搭配的加班餐最適合電腦加班族進食。

搭配範例：

①菊花枸杞飲＋藍莓＋芝麻糕。

②番茄紫菜湯＋黑棗＋菊花餅。

③豬肝粥＋綠豆糕。

健康搭配二：健腦＋提神

若你加班時要完成需涉及到數字、計算等容易出錯，並需要集中精力才能搞定的專案，那就需要提神和健腦的食物來給你的大腦上個雙保險了。

具有提神作用的食物有薄荷、柳丁、綠茶、糖果、檸檬；可以健腦、增強記憶力的食物有迷迭香、核桃、蛋類、小米、黃花菜、松子、豆類、穀物。

搭配範例：

①薄荷茶＋核桃＋煮蛋。

②迷迭香茶＋穀物棒＋薄荷糖。

健康搭配三：抗疲勞＋排毒

若你經常熬夜，加班時間過長，錯過了半夜二十三點到凌晨三點的人體排毒時間，那就需要用排毒和抗疲勞的食物來幫幫你了。

抗疲勞的食物有堅果、西洋參、人參、牛奶、銀耳、蜂蜜；具有排毒作用的食物有紅豆、綠豆、黑木耳、洋蔥、白蘿蔔、蘋果、優酪乳。

搭配範例：

①優酪乳＋開心果＋綠豆糕。

②參茶＋蘋果。

健康搭配四：養胃＋暖身

中醫認為，夜間陰寒之氣較盛，若此時不睡，寒氣就會入侵人體，若本身脾胃不佳則更容易受寒氣的侵襲，加班熬夜對胃不好的人來說傷害極大，所以要用食物來祛寒養胃。

祛寒暖身的食物有紅棗、紅糖、桂圓、羊肉、核桃、魚；具有養胃作用的食物有山藥、牛奶、小米、南瓜、胡蘿蔔、白菜。

搭配範例：

①紅棗小米粥＋南瓜餅。

②紅棗桂圓茶＋蒸山藥。

健康搭配五：滋陰＋養血

夜間是人體的養血時間，半夜加班是最耗心血的，對本身就容易缺血的女性來說更是如此，所以

OL們在加班的同時也要給自己補補身體。

滋陰的食物有銀耳、燕窩、百合、鴨、梨、蓮子、豆漿；補血的食物有紅棗、紅糖、黑豆、動物肝臟、桂圓。

搭配範例：

①燕窩＋紅棗。

②紅糖桂圓蓮子銀耳羹＋雞肝。

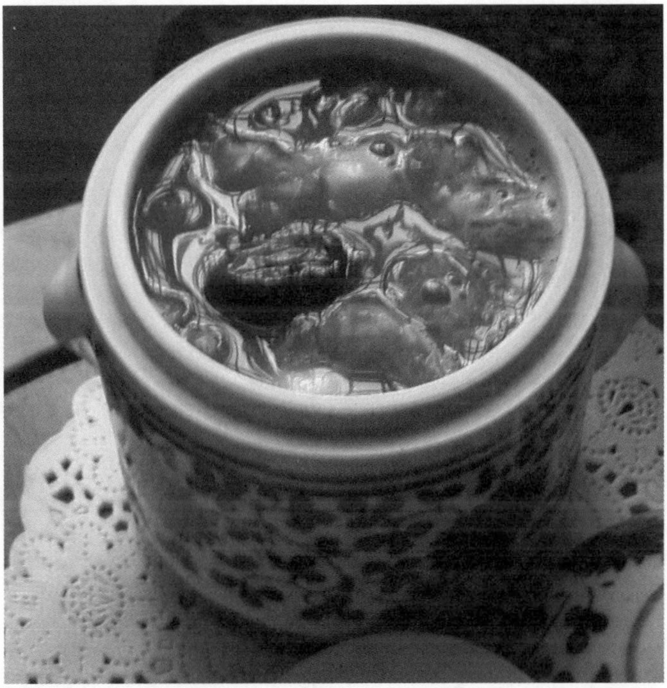

湯湯水水助你一臂之力

「寶貝，妳最愛喝的排骨湯給妳熬好了，過來喝吧！」媽媽親切地說。

徐小姐捧起了熱騰騰的湯，深深地吸了一口氣，熟悉的香味，正要喝，一陣急促的鈴聲響了起來。徐小姐伸手按掉鬧鈴，原來又是一場夢。這幾天忙著加班都沒有好好吃飯，昨晚一躺下就開始做各種香噴噴的美食夢。

徐小姐下定決心，等忙過這陣子一定要煲個養生湯，好好慰勞一下自己。

的確，美味營養的湯水是最容易被身體吸收的進補方式，而且對大忙人們來說，煲湯方便，只需要在上班前將食材丟進電鍋裡，下班的時候就可以喝了。長期因加班而體力透支的你，不妨動手試一試，根據自己的體質選些食材來煲湯，加班之後用一碗熱湯來溫暖你的心，也溫暖你的胃吧！

根據體質煲湯

一、陰虛體質

表現形式：身體消瘦，易出汗，常口渴，嘴唇易乾裂，手心、腳心易發熱、潮濕，性格較外向。

適合食材：具有滋陰潤燥功效的鴨子、百合、銀耳、瘦肉、冬瓜、沙參、麥冬、玉竹、燕窩等。

禁忌食材：熱性食物如韭菜、羊肉、牛肉、辣椒等。
煲湯建議：蓮藕百合老鴨湯、沙參玉竹瘦肉湯、冰糖燉燕窩、冬瓜排骨湯。

二、陽虛體質

表現形式：怕冷，手腳易冰冷，容易拉肚子，性格較內向，喜歡安靜，不喜歡出門。
適合食材：具有養胃祛寒作用的羊肉、牛肉、生薑、蔥、韭菜、雞肉、紅棗、海參、冬蟲夏草等。
禁忌食材：寒涼食物如冬瓜、西瓜、梨、苦瓜、荸薺、苦菜等。
煲湯建議：枸杞羊肉湯、蟲草老雞湯、生薑紅棗牛肉湯。

三、氣虛體質

表現形式：易心慌、氣短，不愛說話或者說話聲音較小、較低，常有疲勞感。
適合食材：補氣食物如黃耆、桂圓、雞肉、人參、黨參、魚、牛肉、糯米、香菇等。
禁忌食材：易耗氣的食物如白蘿蔔、檳榔、柿子、山楂。
煲湯建議：黨參桂圓烏雞湯、香菇牛肉湯。

四、血瘀體質

表現形式：臉色和嘴唇顏色黯淡，牙齦易出血，身體易淤青，脾氣暴躁。

適合食材：具有理氣活血作用的食物如山楂、紅花、桃仁、醋、山楂、金桔、玫瑰花、洋蔥、香菜。

禁忌食材：過於油膩的食物如肥肉等。

煲湯建議：山楂紅糖湯、金桔蘿蔔湯、蘑菇紅花湯。

五、痰濕體質

表現形式：體型肥胖，易出汗，多痰，口中常黏膩。

適合食材：除濕化痰的金桔、冬瓜、薏仁、紅豆、梨、白蘿蔔、百合、荸薺、絲瓜、鯽魚等。

禁忌食材：油膩、黏膩的食物如年糕、炸糕等。

煲湯建議：蘿蔔鯽魚湯、冬瓜海鮮湯。

六、氣鬱體質

表現形式：易唉聲嘆氣，易抑鬱，體型偏瘦，常胸悶、失眠。

適合食材：理氣解鬱的食物如玫瑰花、蘿蔔、黃花菜、海帶、山楂、金桔、香菜等。

禁忌食材：少吃收斂性的食物如烏梅、楊梅、泡菜、檸檬，也少吃寒涼食物。

煲湯建議：山楂鯽魚湯、黃花菜排骨湯、海帶湯。

七、平和體質

若你體形不胖不瘦，身體健壯，精力充沛，沒有以上不適症狀，那麼恭喜你，你是健康的平和體質，但是要注意長期的加班可能會改變你的體質，所以也要常吃湯湯水水來補一補。

平和體質的人在飲食上要注意多樣搭配，以上湯羹均可參考食用。

拯救熬夜後的「面子」問題

鏡子裡，一張疲憊不堪的臉正看著Zoe，她搖搖頭，用遮瑕膏好不容易才把黑眼圈蓋起來，可是略顯浮腫的臉龐，還有疲憊的眼神，騙得了別人也騙不了自己。

昨晚熬夜加班終於把今天要彙報的方案給搞定了，可是鏡子裡這張憔悴的臉又讓自己發愁，這個形象去總部彙報，肯定會大減分，Zoe一邊想一邊又在臉上撲了點粉。

對Zoe來說，現在可以解救她的除了化妝品，還有更有效的「面子」急救小偏方。

三分鐘「面子」的急救法

◆黑眼圈

偏方一：將一條毛巾用保鮮袋裝好放在冰箱裡冷藏一下，另一條毛巾用熱水浸透，用冷、熱毛巾交替敷眼睛，可以快速改善黑眼圈的症狀。

偏方二：將用過的茶包擠乾水分，在冰箱裡冷藏一下，取出敷眼部。

偏方三：用冷水洗臉，隨後用雙手手指刮眼眶，可以促進眼部血液循環，改善眼部問題。

◆浮腫

偏方一：喝富含咖啡因的濃茶或者咖啡，可以發揮利尿排毒消腫的作用。

偏方二：與對付黑眼圈一樣，用冷、熱毛巾交替外敷。

◆臉色黯淡

偏方：雙手拍打臉部，以臉部微微有痛感為宜，可以快速刺激臉部血液循環，改善氣色。

◆毛孔粗大、油膩

偏方：用紅糖、粗鹽或者去角質膏去角質，隨後將手搓熱，從額頭開始按摩臉部，重點按摩易產生毛孔問題的臉頰兩側。

◆眼睛黯淡、無神

偏方一：白菊花泡水待涼後沖洗眼睛，可以明目。

偏方二：生理鹽水沖洗眼睛，讓你迅速恢復神采。

從根源上解決「面子」問題

用急救偏方解決了眼前的面子問題，Zoe又開始發愁了，天天熬夜加班的生活可謂是「毀膚不倦」，總是用急救法也阻止不了皮膚一天天壞下去，看來不用幾年自己就老了。若妳和Zoe有一樣的擔憂，就一起來從根源上解決「熬夜族」的面子問題吧！

◆簡易排毒按摩法

夜間是身體排毒的重要時間，熬夜族錯過了這個時間就會造成體內毒素堆積，各種皮膚問題自然應運而生。對熬夜一族們來說，排毒至關重要。現在就教你一種簡單便捷的排毒法，不用記排毒穴位，也不用花時間去做什麼排毒SPA，只要有空時敲一敲膀胱經就行了。

膀胱經是人體內負責排毒的經絡，敲打膀胱經能夠最有效地刺激身體排毒。膀胱經位於人體背面，你可以敲一敲腿部背面，或者用牆或椅背撞一撞背，都可以刺激到膀胱經，拉伸腿後側和背部也能發揮同樣的效果。

在敲打膀胱經後喝一杯白開水，排毒效果更佳。

隨時隨地精力補充法

Zoe收拾好了東西，化好了妝，對著鏡子深深吸了一口氣，準備出發去總部彙報。可是還沒出門，她就打了個哈欠，眼淚應景似的伴著哈欠充滿了眼眶。

「該死」，Zoe在心裡暗罵了一句，「一定是昨晚太累了，待會兒彙報的時候可別出問題。」Zoe趕緊又喝了一杯黑咖啡，想提提神。

現在，我得趕緊叫停Zoe這種一味靠咖啡提神醒腦、補充精力的方法了，熬夜加班，再加上過量的咖啡因，可會毀掉妳的神經系統和健康。

「但不喝咖啡怎麼辦，你看看我這哈欠連天的樣子……」Zoe為難了起來。別急，馬上教妳方便快捷的精力補充法。

四招快速補充精力

第一招：替代咖啡的健康活力飲

除了富含咖啡因的黑咖啡和濃茶以外，自製一些健康的飲品也能幫你達到提神醒腦、緩解疲倦的作用。

◆蜂蜜薄荷茶：薄荷用熱水沖泡，水晾涼後加入蜂蜜，冷藏後提神效果更佳。

◆當歸黃耆茶：黃耆片和當歸片用熱水沖泡，能夠補氣補血，消除疲勞。

◆西洋參茶：西洋參片泡水飲用，直接口嚼西洋參片也能發揮緩解疲勞，恢復精力的作用。

◆菊花石菖蒲茶：白菊花和石菖蒲一同沖泡，可以開竅提神，石菖蒲可以在中藥店買到。

第二招：不動聲色的醒腦按摩

除了提前喝點醒神的能量飲品外，你隨時隨地都可以不動聲色地按摩兩個穴位，這兩個穴位能夠幫你補充精力，迅速緩解熬夜後的疲勞狀態。

勞宮穴：位於手掌心中，手指自然彎曲，中指指尖所在的位置就是勞宮穴，按揉一下雙手的勞宮穴能夠緩解疲勞，讓大腦恢復清醒。

合谷穴：位於大拇指和食指的虎口間，拇指和食指像兩座山，虎口似一山谷，合谷穴在其中故名，用力掐按這個位置一分鐘就能發揮效果。

這兩個穴位易找易按，你在電梯裡、公車上、開會時都可以悄悄按摩。

第三招：香氣襲人也提神

若你覺得前兩種方法還是太麻煩了，那就不妨提前準備一個提神香囊吧！在熬夜工作時，將香囊隨身攜帶，讓藥物的芳香隨時隨地刺激你的神經系統，在不知不覺中達到提神的效果。

配方一：冰片、白芷、薄荷、艾葉、辛夷。

配方二：石菖蒲、冰片、藿香、陳皮。

配方三：迷迭香、冰片、甘草。

若你忙碌，不方便購置這些藥材和香草，那就用氣味濃厚的果皮來代替吧，比如柚子皮、柳丁皮、檸檬皮等，雖然效果比不上藥物，但是也能發揮一定的提神作用。

第四招：肚子上的乾坤

你是個大男人，不想讓別人聞到自己身上的香味，怕被覺得「娘」，那就試試下面的小偏方：

偏方一：把新鮮的生薑切片，貼在肚臍上用藥用膠布固定，也可以發揮緩解疲勞，提神的作用。

偏方二：若你時間充裕的話，也可以把具有提神作用的中藥材研磨成粉末，用黃酒調成糊狀後敷在肚臍上，再用藥用膠布固定，提神效果更佳，石菖蒲、白芷、迷迭香都可以用於敷貼。

「夜貓族」的排毒總動員

「熬夜加班而已，哪個成功人士沒有熬過夜啊！我就經常熬夜，也沒有覺得自己身體有什麼問題，還不是照樣該上班上班，該出差出差，該開會開會，熬夜哪有你說得那麼恐怖？」劉文野得意洋洋地炫耀說。

他的身體真的沒有問題嗎？測一測就知道了。

「夜貓族」健康自測

一、你的指甲上有了紋路，開始變得凹凸不平。
二、臉色莫名發黑或者發黃。
三、女性有痛經或者乳房脹痛的現象。
四、臉頰上新長出了一些斑點，或者臉頰上的痘痘久久不消退。
五、氣色不好，需要用胭脂才能彌補。
六、眉頭位置長了幾個小痘痘或者斑點。
七、以前不喜歡吃辣，最近突然變得無辣不歡。
八、身體虛胖、浮腫。

九、口腔潰瘍不斷。

十、有口臭。

十一、嘴唇周圍長痘痘。

十二、鼻子發青或者發紅。

十三、舌頭上起泡。

十四、額頭上易生痘痘。

十五、雙頰易潮紅。

十六、女性生理期延遲，月經量變少。

十七、眼睛浮腫。

十八、吃飯總覺得淡。

十九、下巴上長痘痘或者斑點。

解答：

我可以毫不誇張地說，這些症狀都和「夜貓族」有關係！

在以上的描述中，一～四是肝臟毒素過多的表現，五～七是肺毒素過多的表現，八～十二是脾胃毒素過多的表現，十三～十五是心臟毒素過多的表現，十六～十九是腎臟毒素過多的表現。

由於長期的熬夜錯過了夜間身體的排毒時間，體內毒素累積到一定程度之後就會出現以上症狀，若你還不加注意，繼續我行我素的話，就可能誘發更嚴重的疾病。

解決這些問題的最好辦法就是——寧可早起，不要熬夜！

什麼？你做不到？

那只能退而求其次，進行全身排毒了。

排毒總動員

一、食物排毒法

以下這些食物都是體內垃圾的「清道夫」，是「夜貓族」餐桌上的最佳備選食物。

◆心臟排毒：綠豆、蓮子、苦瓜、黑芝麻、苦菜。

◆肝臟排毒：無花果、葡萄、枸杞、胡蘿蔔、大蒜。

◆腎臟排毒：冬瓜、西瓜、紅豆、絲瓜、黃瓜、薏仁。

◆脾胃排毒：陳醋、酸梅、燕麥、蘆筍、魔芋。

◆肺排毒：白蘿蔔、黑木耳、海帶、山楂。

二、經絡排毒法

除了在「拯救熬夜後的面子問題」一節中提到的敲打膀胱經的經絡排毒法之外，你還可以根據自己體內毒素累積狀況，刺激不同的經絡排毒。

◆心經：敲打手臂內側到腋窩下的位置，可以刺激心經。
◆肺經：敲打手臂外側，可以刺激肺經排毒。
◆脾經：敲打腿部內側前方，可以幫助脾經排毒。
◆肝經：敲打腿部內側，可以促進肝經排毒。
◆腎經：敲打腿部內側後方，可以幫助腎經排毒。

三、熱水排毒法

用熱水泡腳和洗澡也是一種簡便易行的日常排毒法，泡腳時水面要沒過小腿浸泡，才能發揮良好的排毒作用；洗澡時要用熱水沖擊背部，刺激膀胱經幫助排毒。

四、情緒排毒法

流淚也是人體重要的排毒途徑，所以不要過度壓抑自己的情緒，而是讓它發洩出來也是自然排毒的方式之一。可以透過回想傷心的往事，或者看一本悲傷的書和電影來幫助自己發洩情緒，人為地製造情緒排毒的途徑。

酒桌上的點菜學問

——應酬，愁！

你知道點菜的學問嗎？

做為「應酬達人」的你肯定會洋洋灑灑地說出一大堆交際場合的點餐、用餐禮儀，中餐幾葷幾素，幾菜幾湯，西餐開胃菜、副菜、主菜、甜點、紅酒、咖啡……

不，不，不！我要說的並不是這種點餐的學問，而是在酒桌上健康點餐的學問。

點菜原則

原則一：看酒下菜很重要

從健康學和營養學的角度來說，不同種類的酒適合搭配的菜品各有不同，在點餐時遵循這一原則美味又健康。

◆紅葡萄酒：適合搭配紅肉類，如牛肉、羊肉，這是由於紅葡萄酒中富含一種叫單寧酸的物質，它與紅肉中的蛋白質結合能夠產生獨特的風味，同時更利於人體消化與吸收，但紅葡萄酒不適合與海鮮類搭配。

◆白葡萄酒：適合搭配海鮮類食物，這是由於與紅葡萄酒相比，白葡萄酒殺菌消毒功能更強，同時還有去腥作用，從衛生和口味兩方面考量，都適合用白葡萄酒來佐餐海鮮類食物。

◆**白酒**：不適合與牛肉、羊肉等熱性食物搭配食用，這是由於白酒性溫熱，再佐食熱性食物極易導致上火，它適合與清淡而且可以促進排毒的豆腐、香菇、木耳等食物一同進食。

◆**啤酒**：從養生角度來說，啤酒與海鮮類和燒烤類食物一同進食容易導致痛風，不利健康。在喝啤酒時可以搭配點花生、核桃、開心果等堅果，它們能保護你的心血管，減少酒精的影響。

原則二：有酒，和這些食物說NO！

除了根據不同酒的品種來健康點餐以外，在點菜時還要特別注意盡量避開這些與酒嚴重「不合」的食物，避免二者在你體內「打架」，導致傷身。

◆**胡蘿蔔**：胡蘿蔔中富含的胡蘿蔔素與酒精結合之後，會產生一種有毒的物質，不適合與酒類一同大量食用。此外，同樣富含胡蘿蔔素的柑橘、芒果、甜瓜，也不適合與酒類一同過量食用。

◆**涼粉**：涼粉是常見的下酒菜，但是它所含的明礬卻會影響胃腸功能，與酒一同進食就會減緩酒精正常的代謝過程，容易導致酒精中毒。

◆**燒烤**、**臘味**：燒烤食物和臘味食物中含有可以致癌的亞硝酸鹽，本身就不利健康，而酒精刺激消化道之後這些食物中的亞硝酸鹽會更快被人體吸收。所以，為了健康，改掉用這些食物當下酒菜的習慣吧！

原則三：補肝食物多一點

酒精進入體內之後，需要透過肝臟的解毒之後才能得到轉化，因此常喝酒的人要特別注意補肝，在點菜時也可以適當地在酒桌上添加一些護肝養肝的食物。

◆**豆製品**：如豆腐、黃豆等，其中富含的氨基酸十分有利於肝臟的自我修復。

◆**蜂蜜**：蜂蜜具有保護肝臟的作用，因此含有蜂蜜的甜品也是酒桌上的健康選擇之一。

◆**酸甜食物**：適當吃些糖可以保護肝臟，因此酒桌上不可缺少幾道酸甜口味的菜餚，如糖醋魚、拔絲類菜色等。

原則四：別忘了無機鹽

飲酒之後人體水分會大量流失，同時也會帶走一部分的無機鹽，因此經常飲酒的人需要特別注意補充自己體內的無機鹽，如鉀、鈉、鎂等微量礦物質。

富含人體所需無機鹽的食物有：馬鈴薯、葡萄乾、香蕉、鮪魚、香菇、芝麻、豆腐、松子、海帶、黑米、燕麥、豌豆、金針菇等。喝酒的時候搭配這些食物可以幫你維持體內電解質平衡，預防醉酒。

真正有用的醒酒湯

老婆一個人坐在屋子裡，半夜，老公終於醉醺醺地回到了家，妻子氣沖沖地責怪著：「又喝酒，你還要不要命了？整天加班就算了，三不五時還喝個爛醉，這樣下去身體怎麼受得了！」

老公在沙發上躺了下來，迷迷糊糊地說：「還不都是為了這個家……」老婆聽後嘆口氣。

通常當電視裡出現這個場景時，接下來就該是賢慧的妻子又恨又愛地端著醒酒湯出場了。

在現實生活，有幾款醒酒湯很適合這時的你。

有用的醒酒湯

一、韓式豆芽醒酒湯

配料：綠豆芽、蔥、蒜、鹽、胡椒粉。

做法：將綠豆芽洗淨之後瀝乾，加入清水熬煮，煮開之後加入蔥、蒜，改成小火繼續熬煮十分鐘左右，加入鹽、胡椒粉調味後即可飲用。

功效：豆芽中富含維生素C和維生素B，可以促進酒精分解，幫助肝臟代謝體內的酒精，達到醒酒的目的。

二、日式昆布醒酒湯

配料：昆布（即海帶）、冬瓜、鹽、蒜、醬油。

做法：將海帶洗淨，泡軟之後切成小片，冬瓜洗淨切成小塊，蒜切末。將冬瓜和海帶一同加入適量的清水煮，煮沸之後改成小火繼續煮十分鐘左右，加入鹽和醬油調味即可。

功效：冬瓜可以利尿，讓你盡快排出毒素，同時海帶可以補充酒後易出現的無機鹽缺乏症，幫你健康解酒。

三、中式豆腐醒酒湯

配料：豆腐、青菜、鹽、蔥、蒜。

做法：蔥、蒜切末，豆腐切成小塊，青菜洗淨切段。將所有食材一同加入清水中，煮開後加入鹽調味，小火再煮五分鐘左右即可。

功效：豆腐中富含的半胱氨酸等氨基酸和維生素，可以分解酒精中的醛類物質，加速酒精代謝。

四、本草醒酒湯

配料：香橙皮五百克、陳皮五百克、檀香兩百克、葛花兩百五十克、綠豆花兩百五十克、人參一百克、白仁一百克、食鹽三百克。

做法：將所有藥材一同研磨成末，密封保存，食用時用熱水沖服即可。

功效：這是來自於古代營養書籍《飲膳正要》中的解酒方劑，其中葛花、陳皮、香橙皮都有解酒醒脾的作用，綠豆花可以促進排毒，人參能滋補酒後虛弱的身體，方劑搭配可醒酒、解酒。

整天都在應酬的你，為了自己的健康，可以把這些醒酒湯都記下來了，在自己酒醉之後讓家人幫忙熬製，也可以在應酬之前自己提前熬製好保溫起來，這樣在回家後就可以盡快醒酒了。

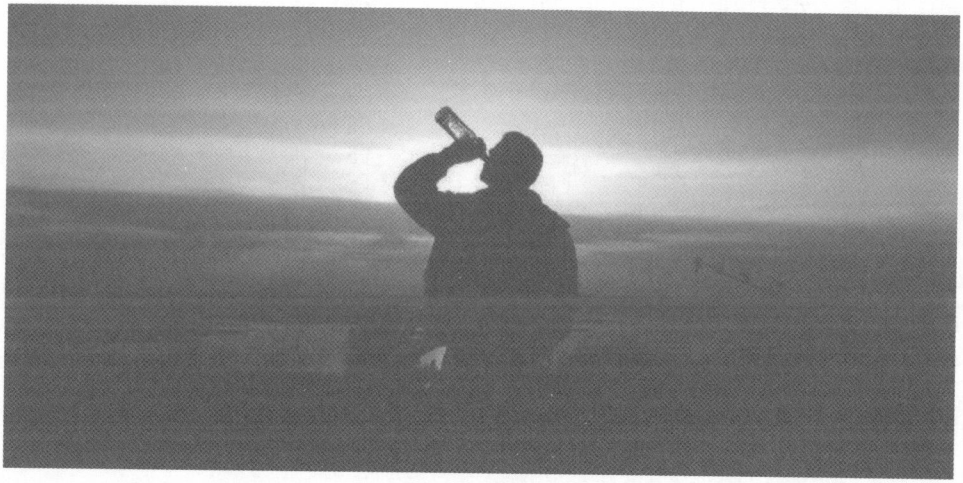

小偏方幫你清除宿醉

你愁眉苦臉地看完了上一篇，無奈地說：「這醒酒湯好是好，可惜我還單身，沒有一個可以等我回家為我熬醒酒湯的好老婆。」

這個問題其實很好解決啦！那就是趕緊找一個可以照顧你的人……或者，你也可以試試下面這些解酒小偏方，雖然效果不像醒酒湯那樣全面，可以解酒又養生，但是勝在方便快捷，而且你自己一個人就可以完成哦！

偏方一：白蘿蔔榨汁飲用可以利尿解酒，或者將白蘿蔔切片生吃也可。

偏方二：醉酒後常會有噁心、嘔吐的現象，這時你可以吃一小片生薑，嚼一嚼或者含在口中都會幫你暫時緩解噁心感。如果條件不便，超市賣的薑糖也可以用來應急。

偏方三：蜂蜜水可以幫你緩解酒後產生的頭痛、頭暈的症狀，但是要注意蜂蜜需要用溫水沖服才有效哦！

偏方四：荸薺汁十分適合酒醉程度較高的你飲用，有利尿排毒的作用。

偏方五：平時做為零食的烏梅也可以用來急救酒醉後的你，直接用熱水沖泡烏梅即可，若你可以在家中或者手邊常備點番瀉葉，把它加入烏梅茶中，解酒的效果更好。

偏方六：李時珍在《本草綱目》中就提到過柚子可以解酒，直接食用之後再多聞聞柚子皮，可以讓你更舒服。

偏方七：按揉足三里穴可以幫你促進胃腸消化，加快酒精代謝，發揮醒酒解酒的作用。

足三里穴：位於膝眼下方四指的位置，飲酒後按揉它會有較強烈的痠麻感，雙腿的足三里穴分別按揉三分鐘左右即可。

偏方八：宿醉之後常會有頭痛、腦脹的反應，按揉頭頂的百會穴可以幫你快速地提神醒腦，改善酒後的頭部症狀。

百會穴：位於頭頂中線和兩個耳朵連線的交點位置，按揉時用指腹用力按揉一分鐘，再按壓一分鐘。

偏方九：用冰毛巾或者冰袋冰敷背後、額頭可以讓你迅速清醒，緩解宿醉後易出現的神志不清。

除了上面這些便捷的解酒偏方外，你還要特別注意喝酒後要注意避免做這些事情：催吐、洗澡、喝茶水、喝咖啡，酒後睡覺時也要注意避免採用仰面睡覺的姿勢，以免在睡夢中你的嘔吐物引起窒息，千萬要注意哦！

應酬族必學的清肝法

嗨，天天都忙著應酬的你，你的肝臟有話說，請在百忙中抽出一點時間來聽一聽——

「主人，你每天美酒佳餚，觥籌交錯，可是我快要承受不住了！我的工作是幫你排毒，酒精進入體內我幫你代謝自然是責無旁貸，可是我也需要休息，過量的工作加重了我的負擔，再這樣下去，我就會從健康的肝臟變成了酒精肝。更可怕的是，到時候我更無法即時幫你分解酒精，你的身體健康會面臨更大的危機！」

聽了肝臟的自白，你嚇了一跳：「這麼嚴重，我怎麼一點也沒感覺到啊？」

「怎麼會，主人，我已經提醒你好多次了。」肝臟委屈地說。

肝臟的提醒

一、你最近酒量突然變小了，三杯兩盞下來就有些醉意，應酬起來有點力不從心了。

二、沒有食慾，尤其是看見大魚大肉就提不起精神。

三、總是沒有精神。

四、常被同事說最近臉色不好，眼神變渾濁了。

五、手掌或者腳掌上出現了紅色斑點或者斑塊，輕輕按一按就會變成白色。

六、身上長出了新的痣，痣的形狀像是蜘蛛一樣，中間是個小紅點，周圍發散出一些細細的紅線。

護肝的小訣竅

訣竅一：喝點清肝護肝茶

白菊花、金銀花、決明子、枸杞都有清肝明目、護養肝臟的作用，十分適合應酬族做為日常飲品經常飲用，也可搭配飲用，如枸杞菊花茶、菊花決明子茶、枸杞金銀花茶等，效果更佳。

簡化版：嚼嚼枸杞。

如果忙得連坐下來好好喝一杯茶的時間都沒有，那就隨身帶點枸杞，就像嚼口香糖一樣，在閒下來的時候嚼一嚼。

訣竅二：睡覺安神

肝臟的排毒時間在夜間，維持充足良好的睡眠是維持肝臟健康最便捷的方式，盡量保持在每天十點之前睡覺，最晚不超過十一點，每天至少睡足七個小時，這樣你的肝臟才會更健康。

簡化版：閉目養神

如果你最近有一個重要的工作，必須加班，推都推不掉，那就經常閉目養神吧。工作一到二個小時就閉目養神幾分鐘，既養肝又能休息大腦。飯後是補肝血最重要的時間，不論多忙一定要閉目養神幾分鐘再開始工作。

訣竅三：推養肝

肝經位於腿部內側，刺激它可以幫助肝臟氣血運行。具體操作步驟是用雙手從大腿根部開始沿著大腿部內側向下推，一直推到膝蓋為止，雙腿內側各推三到五分鐘。

簡化版：曲腿坐。

什麼？你又沒時間了?!那就練練這個坐姿：雙腳腳心相對，雙腿彎曲，並盡量放水平，這個動作也能拉伸到大腿內側的肝經。你可以在工作的時候用這個坐姿，也可以用這個坐姿來閉目養神。

在一年四季中，春天是護肝養肝的最佳季節，所以在春天要多用用以上的護肝訣竅，如果可以的話，盡量在春天少安排一些應酬，多補一些睡眠。

應酬族的健康保「胃」戰

見你興沖沖地開始養肝護肝，你的「胃」又著急了：「主人，別光顧著養肝，也來關心關心我吧！」

「你又怎麼了？我不是天天帶你應酬吃好的嗎？」你不解地問。

「主人，你應酬的時候光顧著照顧客戶了，吃飯總是有一口沒一口的，經常要等你們談完事情了，我才能吃點殘羹冷炙，再加上你這應酬的時間也沒個準，有時候一天吃好幾頓，有時候過了飯點才能開始，再這樣下去，我也要和肝臟一樣罷工了！」胃惱怒地說道。

養胃小訣竅

訣竅一：給胃上一層保護膜

對應酬忙人來說，長期食用油膩刺激的食物和菸酒會刺激你的胃，影響腸胃正常運行，因此在飯局之前吃點特殊的食物來給胃加上一層保護膜，防止菸酒的直接刺激胃壁是十分必要的。優酪乳、牛奶、花生、溫開水都具有這種功能。

訣竅二：隨身裝點護胃零食

對飲食不規律的應酬族來說，可以常備一些護胃養胃的零食，根據不同的情況選擇進食。若在飯局上吃了太多油膩的食物，或者吃得過飽，可以吃點促消化的山楂、優酪乳、酸梅；若是錯過吃飯的時間時，可以先吃一些可以補充能量的堅果、燕麥棒、桂圓乾；若是有胃寒的毛病就吃點暖胃的薑糖、話梅、栗子、紅棗等。

訣竅三：簡單運動來養胃

生命在於運動，胃也在於運動，總是坐著加班和應酬會讓你的胃氣瘀滯，更容易產生消化不良、胃脹氣、便祕等腸胃疾病。所以，別總是坐著了，趕緊起來動一動——

身體直立，雙腳自然分開，大致與肩部同寬，雙手放在胃部，深呼吸，接著慢慢彎下身子，將上身盡量靠近大腿，到達極限位置後深呼吸數次，保持一段時間，再慢慢的直起身體。

這個動作隨時隨地都可以做，能促進胃腸血液循環。

訣竅四：肚臍敷貼保胃安

也許對是工作狂的你來說，上面這些需要花一點時間去做的養胃訣竅都太麻煩了，你一工作起來就把這些事情忘到了九霄雲外。那就不妨試試這個不需要你操心，可以悄悄幫你養胃的肚臍敷貼吧！

偏方一：將花椒、桂圓乾研磨成碎末，加入艾絨之後用溫水調成糊狀，敷在腹部肚臍位置，再用乾淨的藥用紗布和藥用膠布固定。

這個偏方適合胃寒、易手腳冰冷、易腹瀉、消化不良的人使用。

偏方二：將吳茱萸研磨成細末，加入米醋調和成糊狀，貼在腳心位置，再用乾淨的藥用紗布和藥用膠布固定。

這個偏方適用於胃熱，有便祕、上火、小便黃、胃脹、消化不良、牙齦腫痛症狀的人使用。

善用你的「生理內視鏡」

——生理期的建議

做為一個不讓鬚眉的職場OL，妳有沒有過這樣的想法——「要是女人和男人一樣，沒有生理期的困擾就好了。」的確，每個月都有的那麼幾天給妳平添了很多麻煩，生理痛、無名火、焦躁、不適……所有這些都讓妳覺得當女人，尤其是職場女人實在是很不容易。

實際上，生理期並不是妳的麻煩，相反，生理期是上天賜予女性的特殊禮物，它每個月都可以幫妳排毒，而且，還可以揭示妳的健康狀況，可以說是妳得天獨厚的「生理內視鏡」，這一點，男人們可是羨慕也羨慕不來的。

體檢提問一：妳的生理期是否能按時到來呢？

A、基本上準時。

B、經常延遲五天以上，有時候會延遲一週。

C、經常提前，總是讓人沒有防備。

解讀：

健康女性的生理期應當是有規律的，兩次生理期之間的間隔時間基本固定，通常都在二十八到四十天左右，偶爾不準時也不超過三天。

若妳的生理期是延遲，並且延遲時間較長，就說明妳的身體已經氣血兩虛了，平時可多進食點補氣血的食物，比如，枸杞、紅棗、桂圓、黃耆以及肉類。

若妳的生理期經常提前，說明妳為血熱體質，這也是一種不健康的體質，經常伴隨心煩、心慌、焦躁的症狀，易上火，可以多吃點涼血的蔬果，如馬蹄、黃瓜、西瓜、綠豆、梨等，也可用大青葉泡水飲用。

體檢提問二：觀察一下妳的「好朋友」，最符合下面哪種描述？

A、顏色為暗紅色，質地均勻，有正常的血腥味。

B、顏色較淺，質地比較稀薄，像水一樣，月經量較少。

C、月經顏色鮮紅，質地較為黏稠，月經量正常。

D、偶爾有血塊出現，顏色黯淡，或為紫紅色，月經量較少。

E、月經顏色發黑。

F、生理期內血塊較大、較多。

G、異味非常大。

解讀：

A為健康女性的生理期表現，若妳是B、C、D，說明妳的體質不那麼健康了，B是血虛體質，C為血熱體質，這兩種體質可以按照前面提到的食療法進行保養，D則為氣血淤滯的體質，在平時要注意理氣活血，加強運動，可透過玫瑰花、山楂、金銀花、合歡花來調理，也可用紅花泡腳調理。

若你的生理期有E、F、G的表現，則說明妳可能已經感染了婦科疾病，趕緊去醫院做婦檢來確認一下。

體檢提問三：在妳生理期內，以及生理期前後有以下哪種症狀？

A、頭暈、頭痛、疲勞、無力、臉色發白。

B、沒有食慾，生理期前白帶過多，浮腫。

C、腰痠背痛。

D、生理痛。

解讀：

健康女性的生理期都會有輕微的不適感，但是若不適感嚴重，就是亞健康的表現，A為體寒血虛的表現，平時要注意避免進食寒涼食物，多吃溫熱補血的食物；B為濕氣過重的表現，可透過薏仁、紅豆、茯苓等祛濕食物來調理；C為腎虛的表現，可用黑色食物和豆製品來補養腎虛，如黑芝麻、黑豆、黑木耳等；D生理痛是最常見的生理期不適症狀，它的解讀和對策會在下一節中詳細介紹。

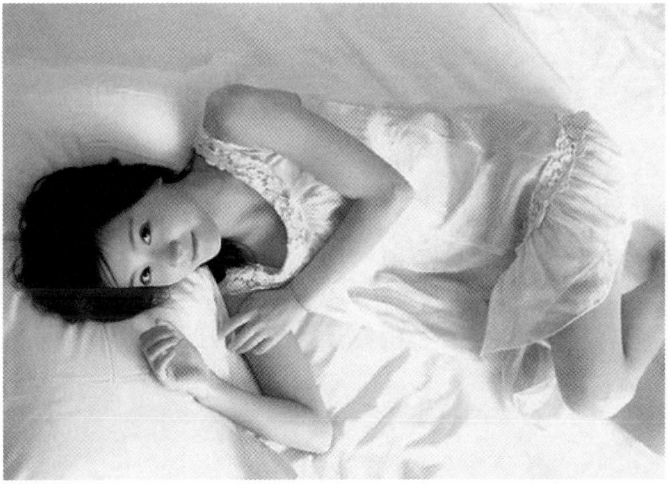

快速緩解生理痛

高小姐覺得自己簡直是衰到爆了，明天是升職後第一次彙報，為了這次彙報她準備了好幾天，沒想到「好朋友」提前光顧了，今晚又不能踏踏實實地睡了。加上自己一直有生理痛的毛病，明天彙報的效果可想而知。

相信很多女性跟高小姐一樣都有過被生理痛折磨的經歷，那種身心俱疲的感覺，只有親身體會的人才知道。

生理期止痛法

一、快速止痛法

按摩三陰交、血海穴、子宮穴三個個穴位都可以發揮緩解生理痛的作用，在睡覺前或者起床後按一按，可以保妳舒適度過生理期。

三陰交：位於足內側，腳踝最高點上方四指的位置，按揉它可以緩解生理期的各種不適症狀，也可用艾條艾灸這個穴位，止痛效果更佳。

血海穴：位於大腿內側，將腿繃直之後在膝蓋內側會出現一個凹陷處，在這個凹陷處上方隆起的肌肉位置就是血海穴，用指腹按揉一分鐘。

子宮穴：位於小腹位置，肚臍往下四寸，再往兩側三寸就是子宮穴，找到後用手指指腹按揉，也可直接用手掌按揉下腹兩側的位置。

二、隱密止痛法

除了提前按揉穴位之外，妳還可以在肚臍中敷上中藥來鞏固按摩的結果，緩解痛經的症狀。在中藥店購買肉桂、炮薑、茴香各三錢，並研磨成細末，用黃酒調和均勻成糊狀，敷貼在腹部後用乾淨的藥用紗布和藥用膠布固定即可。

三、對症除痛經

對經常被生理痛困擾的妳來說，每次都靠臨時救急止痛是遠遠不夠的，生理痛是妳體內氣血狀況的真實反映，只有調節體質和氣血，才能真正根治生理痛。

生理痛類型一：生理期前和生理期剛開始時痛感較強，到生理期後痛感減弱，同時在生理期伴有情緒焦躁的症狀，有時會有血塊出現。

解讀：氣血瘀滯。

對策：理氣活血，平時多進行戶外運動，在生理期時也可嘗試進行適量的運動，比如出去散散步，生理期泡腳也可緩解痛經。在飲食上要嚴格禁止寒涼食物，避免加重氣血瘀滯的狀況，在非生理期時可用理氣中藥桃仁、紅花、川芎製作藥膳食用。

生理痛類型二：月經後期痛感強烈，疼痛類型為下墜性疼痛，用手按揉或者熱敷會有緩解的感覺。

解讀：體虛、氣血虛。

對策：一個字——「補」，要溫補脾胃，兼補氣血，在日常要注意保暖，尤其是腹部的保暖，適合多吃羊肉、牛肉、桂圓、枸杞、紅棗、雞肉等溫補的食物。

用美食拯救生理期

「Julie，去吃飯吧！」用餐時間時，同事例行喊著Julie一同去吃飯。

「不了，我今天不去了。」Julie虛弱地擺擺手。

「怎麼了，不舒服？」同事關心地問。

Julie指指肚子說：「『好朋友』來了。」同事點點頭，表示心領神會。

一定有很多人和Julie一樣，一到生理期就沒有食慾，吃什麼都是食之無味。

其實妳完全不必這麼虧待自己的胃，生理期和美食並不衝突，相反，若是選對了食物，美食還可以將妳從生理期的不適中拯救出來。

生理期美食○與×

○：燕麥

燕麥或者其他穀物類高纖維食物可以幫助消化，提供能量，同時，高纖維食物還可以幫助提高血液中鎂的含量，可以幫助妳鎮定情緒，緩解生理期不安。

×：巧克力

由於有「巧克力可以緩解痛經」的傳言，因此很多女性都選擇在生理期吃點巧克力。事實上，巧克力不但不能緩解痛經，而且還會刺激體內荷爾蒙的分泌，巧克力中所含的兒茶酚還會刺激生理期情緒，加重焦躁症狀。

○：菠菜

生理期女性大量失血，鐵質也隨之流失，因此生理期應當多吃些富含鐵質的食物，其中口味清淡且容易消化的菠菜是生理期最佳補鐵選擇之一。

×：咖啡、茶

咖啡和茶都會刺激神經系統，加重生理期的情緒問題，更嚴重的是咖啡和茶都會加速體內的鐵質流失，對正在大量失血的女性來說十分不宜食用。

○：魚類

魚類是優質蛋白質的來源，可以在生理期補充女性的蛋白質需求，而且魚類食物易消化，不會造成胃腸負擔。同時，一些深海魚如沙丁魚等還有調節情緒的作用，可以幫助妳解決情緒問題。

×：海鮮類

海鮮類食物多性寒涼，生理期進食會加重生理痛等不適症狀，因此不適合女性在生理期食用。

○：紅糖水

紅糖水是女性生理期中最適合的飲品之一，它可以溫補氣血，使月經更順暢，對患有血虛和血瘀型生理痛的女性來說更適合。紅糖水可以加入生薑、枸杞一同飲用，滋補作用更佳。

註：如果本身是血熱型，生理期出血量過大，則不適合過多飲用紅糖水。

×：阿膠

阿膠也是一種十分常見的用於女性補益氣血的補品，但是它卻不適合在生理期進食，因為它可能會破壞正常的生理週期，導致月經量變化，過多或者過少，延長生理期時間等。

○：乾果

開心果、核桃等乾果中富含維生素B群，它是體內製造血液所必需的維生素，同時它還可以幫妳舒緩情緒、抗疲勞，十分適合正在為生理期問題而煩躁的妳所食用。

×：甜食

很多女性會選擇在生理期吃甜食來緩解經期不適，事實上甜食可能會導致體內血糖量改變，進而影響荷爾蒙的分泌，帶來更多的不適反應。

除此以外，在生理期要盡量避免食用油炸類、燒烤類食物，而要多進食蒸、煮類食物，如清蒸魚等，以補充體能。

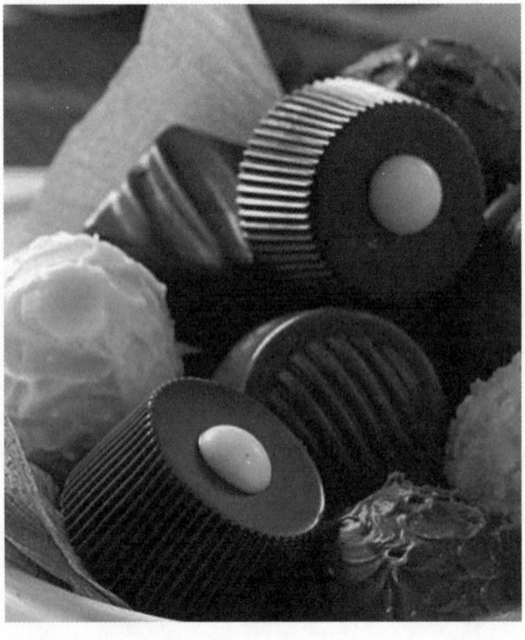

生理期也能有好心情

「怎麼，被罵了？」看見曉田眼睛紅紅地從經理的辦公室裡出來，一臉委屈的樣子，王小姐關切地詢問道。

曉田輕輕地點點頭。

「沒關係，別太在意，妳剛來不瞭解情況，經理這幾天情緒不好，正好讓妳碰上了，每個月都有那麼幾天，妳也是女人，應該瞭解。」王小姐笑笑，安慰著她。

生理期是女性特有的生理現象，在生理期期間女性體內的荷爾蒙分泌會產生變化，再加上生理痛等一些生理期不適的反應，失落、暴躁、焦躁、抑鬱等一系列情緒反應就應運而生了。在醫學上，這種情緒問題還有一個專門的名稱，叫做「經期綜合症」。

該如何調節生理期的情緒，告別經期綜合症，讓自己不再成為情緒的奴隸呢？

四絕招告別生理期壞情緒

絕招一：鈣、鎂來幫忙

生理期的情緒問題和體內無機鹽的流失有關，鈣質和鎂可以調節神經系統，幫助妳平復情緒，所以生理期可以用富含鈣、鎂的食物來趕走妳的不良情緒。

富含鈣、鎂的食物有海帶、乾果、青花菜、紫甘藍等，其中乾果是最方便的「情緒零食」了，在手邊備一點，當妳想要發脾氣時就吃幾粒吧！

絕招二：口香糖也來湊熱鬧

可別覺得整天嚼口香糖是年輕人才做的事，有研究顯示，在妳嚼口香糖時可以引起大腦中α腦波的增強反應，而α腦波正是可以安撫緊張、不安、焦躁等不良情緒，具有鎮定作用的腦電波。所以，當妳覺得情緒快要失控時，就用力嚼一嚼口香糖吧！

絕招三：改造荷爾蒙

生理期的情緒波動與體內的荷爾蒙變動有關，所以透過調節荷爾蒙可以讓妳重新獲得好心情。在調節荷爾蒙功能的食品中，最值得一提的就是豆製品，它可以雙向調節雌激素，若體內的雌激素不足，它可以刺激雌激素分泌，若體內的雌激素分泌過多，它又可以抑制雌激素的分泌。因此，豆製品也是生理期調節情緒的必備食物之一。

絕招四：訂製芳香

某些植物或者藥物的氣味可以刺激神經系統，調節情緒，薰衣草、丁香、玫瑰、茉莉可以幫妳振奮精神，趕走情緒低落；桂花、蘭花的芳香能幫妳消除焦躁；疲勞，柚子、柳丁、檸檬等香味濃烈的水果也有同樣的功效。

在辦公室裡擺一盆花，或者一盤好看的水果，能在浪漫中幫妳搞定情緒問題。

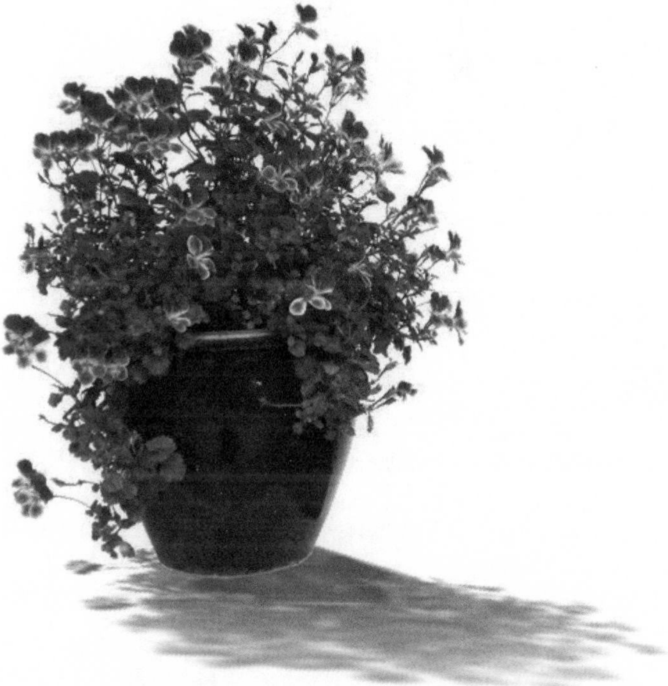

▷特別加送「萬能妙招」◁

超星級養生功——冥想

冥想？

你的腦海中立刻出現了很多畫面：佛祖釋迦穆尼在菩提樹下苦思冥想，白衣飄飄的瑜伽士在海邊靜坐冥想，青衫長袍的道士在道場裡修道冥想，喜馬拉雅山上的喇嘛在修行冥想……

「我沒時間沒精力，也不想學什麼靈修，冥想的方法太複雜了。」你心裡產生了一絲退意。

不用擔心，我這裡介紹的是專門為大忙人的你，量身定製的速成版養生冥想。

省時高效的養生冥想

第一步：準備工作

用冥想來養生不需要特別準備什麼，只要你有一段空閒時間即可。這段空閒時間可長可短，在出差的飛機上，在塞車的車流中，在無聊的公車上，甚至在無關緊要的會議中，你隨時隨地都可以做冥想。

第二步：姿勢

你不用像修行者們一樣必須用某種特殊的坐姿來冥想，只需要調整一下自己的身體，選擇一個自己最舒服的姿勢就可以了，躺著、坐著、站著、半臥著，哪怕坐在馬桶上都可以。

當然，若是條件允許，你也可以像修行者們一樣試一試盤腿坐的姿勢，將雙腿的腳面向上盤坐，在開始時你可能會覺得很難實現，那就盡力坐到極限，堅持一段時間後你的柔韌度就會得到很大的改善，可以輕易實現這個坐姿了。在此聲明一下，這種專業的坐姿不是必須要求的，是否選擇這種坐姿由你的時間和心情來決定。

第三步：練習，找一個信物

尋找一個可以隨身攜帶的信物，比如一把小梳子、一枝筆、一個小掛件或者你一直珍藏的初戀時的禮物都可以。在調整好姿勢之後，就將這個特殊的信物放在自己的前方，距離自己大約五十公分左右的位置，全神貫注地盯著這個信物，慢慢地，眼前的物體會漸漸變得模糊，你的精神高度集中，旁邊的一切都變得和你無關，似乎世界上只有你和眼前的物體存在。

如果你還是不會的話，那我就悄悄地告訴你，這個過程還有另一個名字，叫做發呆，只要全神貫注地發呆即可。

如果你忘了帶信物怎麼辦？那也沒有關係，就在手邊再找一個合適的物體即可，當然使用同一個信物有助於你快速進入狀態，所以最好是能將自己獨特的信物隨身攜帶哦！

第四步：進階，拿走信物

在經過一段時間的練習之後，你很快就可以進入如若無人的狀態了，這時你就不必隨時都帶著信物了，可以把信物放在自己的腦海裡，用自己的大腦來「看」信物。到了這個階段之後，你在冥想時就可以閉著眼了，當然如果你已經習慣了，繼續睜著眼睛也可以。

第五步：呼吸

現在，你可以結合呼吸來冥想了，先試一試前面的章節裡學過的深呼吸方法吧！把雙手輕輕地覆蓋在腹部，用鼻子緩緩吸氣，肚子凹下去，再徐徐將氣用口或者鼻子呼出來，肚子恢復原狀。在呼吸時要想像自己的鼻子前方有一根點燃的蠟燭，你的呼吸要輕，輕到不會吹滅蠟燭。

第六步：結束

在伴隨著深呼吸的冥想之後，你就可以輕輕活動一下身體，調整一下呼吸，若是條件允許的話，再喝一杯熱水更好哦！

現在，你又可以繼續繁忙得工作了。

冥想的過程就是這麼簡單，也許你會覺得它過於簡單了，懷疑它的效果。事實上，冥想是一種精神按摩方式，透過冥想可以調整自己的情緒，快速消除壓力，恢復精力，可以說是你的精神加油站。

此外，冥想對身體健康也大有裨益，透過調節精神，能夠調節你體內的內分泌和氣血運行，這樣你的免疫力也會得到提升，就不容易生病了。

如果你的身體已經出現了一些小問題，也可以用冥想來幫助你治病，方法很簡單：只需要在冥想時把自己出現毛病的身體部位當作「信物」，比如若你有胃潰瘍的毛病，就集中精力想自己的胃，若你有心血管問題，就想像自己的心臟和血管吧！你可以想像潰瘍正在胃中一點一點減少，並逐漸消退的過程，也可以想像血管中的堵塞物被新鮮的血液一下子沖開的過程，總之往好處想就可以了。

這樣能夠幫你把全身的氣血都集中到一個位置，更有助於疾病的恢復。

還在等什麼，趕緊開始冥想吧！

國家圖書館出版品預行編目(CIP)資料

再忙、健康不可盲：寫給大忙人看的116+1個養生妙招
/ 林文泉著. -- 第一版. -- 臺北市：樂果文化, 2015.07
面； 公分. --（樂健康;19）

ISBN 978-986-91916-3-0(平裝)

1. 養生 2. 健康法

411.1　　104012974

樂健康 19

再忙，健康不可盲：寫給大忙人看的116+1個養生妙招

作　　者／林文泉
總 編 輯／何南輝
責任編輯／韓顯赫
行銷企劃／黃文秀
封面設計／鄭年亨
內頁設計／申朗創意

出　　版／樂果文化事業有限公司
讀者服務專線／（02）2795-3656
劃撥帳號／50118837號　樂果文化事業有限公司
印 刷 廠／卡樂彩色製版印刷有限公司
總 經 銷／紅螞蟻圖書有限公司
地　　址／台北市內湖區舊宗路二段121巷19號（紅螞蟻資訊大樓）
電話：（02）2795-3656
傳真：（02）2795-4100

2015年8月第一版　定價／300元　ISBN 978-986-91916-3-0
※本書如有缺頁、破損、裝訂錯誤，請寄回本公司調換。